Dr. med. Th. Feldweg

DIE PROSTATA-LEIDEN

Dr. med. TH. FELDWEG

DIE
PROSTATA-LEIDEN

und ihre biologische Behandlung

HEINRICH SCHWAB VERLAG
SCHOPFHEIM

Einleitung

Ehe wir uns dem Problem der Prostata zuwenden, werfen wir einen kurzen Blick auf unser Drüsensystem und seine Veränderlichkeit.

Die Hypophyse, die Hirnanhangdrüse, steuert als oberster Regulator unser gesamtes Drüsensystem. Außerordentlich selten findet in der Hypophyse eine Wucherung statt, die sich dann durch schwere Fehlfunktionen im Organismus bemerkbar macht. Um ein Beispiel zu nennen: es kann die *Akromegalie* auftreten, d. h. urplötzlich beginnen sich bei einem erwachsenen Menschen Hände, Füße, Nase, Ohren zu vergrößern.

Die Schilddrüse gehört zu den am häufigsten operierten Drüsen. In Norddeutschland, in der Nähe des Meeres, entwickelte sich der *Basedow*, d. h. die Schilddrüse vergrößert ihr Drüsengewebe. Als Folge davon tritt das sogenannte Glotzauge auf, dazu Händezittern, Schwitzen, Herzklopfen, Durchfälle u. a. Werden diese Kranken nicht operiert, kann die Schilddrüse, bildlich gesprochen, das Herz zu Tode jagen. Im süddeutschen Raum und im Alpengebiet kennen wir den harten, derben Kropf, der auf den Jod- und Vitaminmangel zurückgeführt wird. Hier gibt es keine lebensgefährlichen Begleiterscheinungen, jedoch kann sich das Bindegewebe so vergrößern, daß der Kropf die Luftröhre zudrückt und der Kranke erstickt. Der große Chirurg Kocher in Bern hat in den achtziger Jahren mit dem Vater des berühmten Prof. Niehans, der auch Chirurg in Bern war, die lebensrettende Operation durch Beseitigung der

5

ganzen Schilddrüse durchgeführt. Bekannt ist die Tragödie, die Kocher erlebte, als er nach 2 Jahren seine operierten Patienten aufforderte, sich vorzustellen. Die Kranken waren in einem großen Saal versammelt, Kocher betrat denselben und sah sich von lauter Schwachsinnigen umringt. Die ehemals geistig Gesunden mit dem Kropf waren ohne Kropf und Schilddrüse total verblödet.

Diese Begegnung ist der Anlaß gewesen, daß heute niemals eine Schilddrüse vollkommen entfernt werden darf. Die Erfahrung lehrte, daß ein kleiner Rest genügt, um die geistige Frische zu erhalten. Es ist eindrucksvoll, zu beobachten, daß unsere Gehirntätigkeit weitgehend von einer Drüse am Hals abhängig ist.

Die Thymusdrüse besteht bis zur Pubertät. Sie beginnt unterhalb der Schilddrüse und senkt sich beiderseits des Brustbeins in den Brustkorb hinab. Ihre Funktion ist umstritten, aber ihr Zusammenhang mit der sexuellen Reife erwiesen. Tritt diese Reifung später ein, bleibt die Thymusdrüse länger bestehen. Ebenso umgekehrt; bei den südlichen Völkern tritt die sexuelle Entwicklung früher auf und daher verschwindet die Thymusdrüse früher.

Die Nebennieren sind außerordentlich lebenswichtige Drüsen, die auf den Nieren wie kleine Häubchen aufgesetzt sind. Theoretisch und praktisch können wir ohne Hypophyse, ohne Schilddrüse und ohne Thymus leben — man frage nur nicht wie —, ohne Nebenniere aber sterben wir innerhalb von 24 Stunden.

Die am tiefsten gelagerten Drüsen sind die Geschlechtsdrüsen. Bei der Frau die Eierstöcke, die tief im Becken geschützt sind, beim Mann die Hoden, die erstaunlicherweise weit außerhalb des schützenden Bauchraumes liegen. Erwiesen ist, daß die männlichen Keimdrüsen eine gewisse Kühlung brauchen, um ihre Tätigkeit auszuüben. Man beobachtet nicht selten, daß bei

Knaben nach der Pubertät die Geschlechtsdrüsen nicht aus der Bauchhöhle herausgetreten sind, und weiß, daß diese Kinder nie eine Geschlechtsreife erleben, weil die Drüsen in der Wärme des Bauchraumes zu gutartigen Geschwülsten degenerieren. Das Krankheitsbild dieser Kinder entspricht dann dem eines Eunuchen. Sie sind feist, haben weder Bartwuchs noch Stimmbruch. Über die Behandlung dieses Zustandes werden wir später sprechen. Als letztes wenden wir uns jetzt der Prostata zu: Sie ist eine Drüse aus zweierlei Gewebe. Das Zentrum besteht aus weiblichen Zellen, der äußere Rand aus männlichen Zellen. Diese Drüse hat die merkwürdige Eigenschaft, daß sie größer und kleiner werden kann beim gleichen Patienten unter verschiedenen Umständen. Den stärksten Einfluß üben die nahe gelegenen Geschlechtsdrüsen auf sie aus.

Auch die Geschlechtsdrüsen des Mannes können sich vergrößern und verkleinern. Dieser Vorgang kann sich jedoch normalisieren, d. h. die krankhaft geschrumpfte Drüse kann wieder die normale Größe erlangen.

Dr. med. Th. Feldweg

Privatklinik
Dr. Feldweg
Staudach / Chiemsee

Was sind Prostatabeschwerden und wodurch entstehen sie?

Nach der Statistik leiden 33% aller Männer zwischen dem 50. und dem 60. Lebensjahr an Prostata-Vergrößerung. Zwischen 60 und 70 Jahren sind es bereits 83%. Nach dem 70. Lebensjahr sind laut Statistik sämtliche Männer davon befallen.

Solange das gesamte Drüsensystem im Gleichgewicht ist und vor der Pubertät, ruht die Prostata. Jeder Mann hat einen Teil weiblicher Drüsen von Geburt mitbekommen, ebenso wie die Frau männliche Drüsen hat. Der Anteil weiblichen Hormons beim Mann ist außerordentlich gering, verändert sich jedoch im Laufe des Lebens nicht, d. h. der junge Mann nach der Geschlechtsreife wie auch der Greis haben immer die gleiche Menge weiblichen Hormons im Blut. Ganz anders verhält es sich mit dem Hormonspiegel der männlichen Drüsen.

Beginnen wir mit dem Säugling: Der Embryo ist bis zur Geburt von den weiblichen mütterlichen Hormonen umspült. Deswegen wird der männliche Säugling mit einer relativen Prostata-Vergrößerung geboren, die im Laufe eines *halben* Jahres zurückgeht. Bis zur Pubertät ist die Prostata praktisch nicht tätig. Mit der Pubertät und der Geschlechtsreife beginnt das Wachstum des männlichen äußeren Anteils der Drüsen. Mit dem Nachlassen der männlichen Drüsentätigkeit beginnt die gefürchtete Verschiebung des hormonellen Gleichgewichts. Wie oben erwähnt, bleibt der geringe Anteil des weiblichen Hormons unverändert. Dagegen sinkt der männliche Hormonspiegel erheblich. Nach den Untersuchungen eines Wissenschaftlers findet man im Urin eines 20jährigen Mannes 100 bis 250 Einheiten männlichen Hormons. Beim Greis findet man im Urin nur noch 4 Einheiten pro Liter.

Auf dem Bild sehen wir, daß der zentrale Teil der Prostata die Harnröhre am Ausgang der Blase umschließt. Dieser zentrale Anteil entspricht der weiblichen Gebärmutter. Angeregt durch die *relative* Vermehrung des weiblichen Hormons beginnt sich dieser Drüsenteil zu vergrößern.

Folgenden Weg schlägt die Natur dabei ein: Das Längenwachstum des Menschen wird von der Hypophyse gesteuert. Tritt die Geschlechtsreife ein, hört das Längenwachstum auf. Die Produktion des männlichen Sexualhormons hemmt das Wachstumshormon. Tritt im Alter ein ähnlicher Vorgang ein, wie er in der Jugend war, so kann die Hypophyse ihre alte Tätigkeit wieder aufnehmen. Da das Wachsen aber nicht mehr möglich ist, kann anstelle dessen das gutartige und bösartige *Wuchern* auftreten.

Über den Weg der verminderten Keimdrüsenproduktion, der allgemeinen Wucherungsanregung der Hypophyse und des überschießenden weiblichen Hormons entsteht nun die gutartige Prostata-Vergrößerung. Sie ist gutartig, weil sie kein Krebs ist. Trotzdem soll uns dieses Wort „gutartig" nicht täuschen, weil bis vor einigen Jahren 1/3 aller männlichen Todesfälle auf diese Drüsenvergrößerung zurückgeführt wurde.

Die Prostata hat normal die Größe einer kleinen Kastanie. Man unterscheidet einen rechten und linken Seitenlappen, den man fühlen kann, aber keinen Mittellappen. Je nachdem, an welcher Stelle die Wucherung einsetzt, zeigen sich dort die Beschwerden. Diese Beschwerden wirken sich direkt auf den Abfluß aus der Blase aus. Es gibt Kranke, die eine Prostata von einer halben Apfelgröße haben, die weit nach rechts und links ins kleine Becken ragen, ohne die geringste Behinderung im Abfluß des Urins zu erzeugen. Andererseits gibt es eine Prostata, die sich völlig normal anfühlt, deren Mittellappen* aber vergrößert ist und die Harnröhre absolut blockiert, d. h. der Kranke kann von sich aus ungenügend Wasser lassen.

Wir wissen also, daß Prostata-Beschwerden sich dahingehend äußern, daß der Patient das Wasser nicht richtig leeren kann. Die Folge davon ist ein auffallend häufiges Wasserlassen. Ein Beispiel statt langer Theorien: Vor Jahren besuchte mich wegen schwerster Zitterlähmung ein wohlhabender Holländer aus Monaco. Bei der allgemeinen Untersuchung stellte ich dem alten Herrn die Frage, wie es mit seinem Wasserlassen stehe. Glücklich, endlich einen gesunden Punkt in seiner Krankengeschichte gefunden zu haben, strahlte er mich an und sagte: „Ausgezeichnet, alle 10 Minuten!“ Glücklicherweise hatte ich einen sterilen Katheter bei mir, führte ihn in die Blase ein und entleerte einen vollen Liter rückständigen Urins.

Die Erklärung für diesen Zustand ist die: Da der Blasenhals immer enger von der Prostata verschlossen wird, gehört ein zunehmender Druck von seiten der Harnblase dazu, um den Widerstand zu überwinden. Bei dem erwähnten, bedauernswerten Kranken war eine gewaltige Überdehnung der Blase erforderlich, um tropfenweise Urin entleeren zu können. Selbstverständlich kann in einem solchen Fall nur die klinische Behandlung den Kranken retten. Ich überwies ihn sofort an einen Facharzt.

---

* Wir erwähnten eben den Mittellappen der Prostata. In Wirklichkeit gibt es ihn gar nicht. Zwischen dem rechten und linken Seitenlappen befindet sich am Blasenhals eine kleine gesonderte Drüsengewebsbildung, die auch zur Vergrößerung neigen kann.

Dem Leser mag es fragwürdig erscheinen, wenn man von dem schwankenden Hormonspiegel als Ursache der Erkrankung spricht. Der Tierversuch an Ratten-, Hunde- und Affenmännchen ergab, daß diese Tiere eine vergrößerte Prostata bekamen, wenn sie mit weiblichen Hormonen behandelt wurden. Die Prostata vergrößerte sich künstlich so weit, daß der Urin nicht mehr entleert werden konnte. Dies ist ein Beweis für die Richtigkeit der obigen Hypothese.

Die vergrößerte Prostata sperrt den Harnabfluß. Die Blase kann sich nicht entleeren. Um sich entleeren zu können, muß die Blase ein Vielfaches der normalen Kraft anwenden. Die Blasenwand verdickt sich, neugeschaffene Muskeln und Bindegewebsbündel verursachen dieses. Sie verändert völlig ihr Aussehen. Nicht unbeteiligt bleibt die Niere in fortgeschrittenen Fällen: Die Nierenbecken entleeren sich nicht mehr, der Urin wird rückgestaut, die Niere wird von innen gequetscht. Tritt jetzt noch eine Infektion auf, so kann die Erkrankung des gesamten Systems der Niere und der Blase zur Harnvergiftung oder Nierenbeckenentzündung mit anschließendem Tod führen.

Die Frühsymptome

Die ersten Erscheinungen äußern sich darin, daß das Wasserlassen erschwert ist. D. h. es gibt Stellungen, in denen die Harnsperre weniger deutlich gespürt wird. Z. B. benutzen die Männer nachts im Liegen die Urinflasche und haben beim Entleeren keine Beschwerden, während sie stehend nur mühsam Wasser lassen können. Andere Kranke können leichter im Sitzen das Wasser lassen. Wieder andere nur im Stehen. Hieraus folgt, daß nicht eine konzentrische Verengung durch wucherndes Drüsengewebe entstanden ist, sondern daß die Harnröhre abgeknickt wird. Gelingt es dem Kranken, sich dieser Knickung durch eine bestimmte Stellung anzupassen, so ist er in der Lage, die Blase ganz zu entleeren.

Die üblichste Erscheinung ist der nächtliche Harndrang. Leider wird dieses sinnfällige Symptom vom Kranken häufig unterschätzt, und er begibt sich der Möglichkeit, im ersten Stadium behandelt zu werden. Das zweite Stadium ist daran zu erkennen, daß ein Restharn in der Blase bleibt. Erkannt wird dieses Krankheitsbild durch das Kathetrisieren. Der Arzt fordert den Kranken auf, in aller Ruhe die Blase völlig zu entleeren. Jetzt wird ein Katheter eingeführt, und je nach der Schwere der Krankheit findet der Arzt gar keinen Restharn oder 10—150 ccm, oder, wie oben beschrieben, fast einen Liter.

Beginnen wir mit dem Zustand des häufigen nächtlichen Wasserlassens ohne jeglichen Resturin. In diesem Fall muß der Urin auf eine Blasenentzündung untersucht werden. Sie kann so leise

12

und schleichend einhergehen, daß der Kranke es nicht spürt. Ist diese ausgeschlossen, so sehen wir uns einem Phänomen gegenüber, das ebenso bei älteren Frauen wie Männern vorkommt. Da Frauen keine Prostata haben, muß hier ein anderer Grund für das Auftreten der sogenannten Reizblase vorliegen.

Der Name Reizblase ist irreführend. Eine Reizung führt zur Entzündung. Bei unseren Kranken gibt es das nicht. Die Erklärung für die genannten Beschwerden finden wir in der schlecht durchbluteten Blasenwand. Während der Jugend dehnt sich die Blasenwand und kann bis zu einem Liter Urin fassen. Die Kranken, die nachts Wasser lassen müssen, können selten mehr als ein Viertel Liter halten. Um die Behauptung zu stützen, daß es sich um eine schlechte Durchblutung handelt, müssen wir unseren Blick auf den ganzen Kranken werfen, um festzustellen, an welchen Körperstellen außerdem Durchblutungsstörungen aufzutreten pflegen.

Am deutlichsten zeigen uns die Füße die mangelhafte Durchblutung. Kalte Füße, gegen die warme Socken, fellgefütterte Schuhe und Bettschuhe benutzt werden, weisen uns darauf hin. Ein Griff nach den Fußpulsen, von denen 2 sehr deutlich fühlbar sind, und zwar der Puls hinter dem inneren Fußknöchel und auf dem Fußblatt können uns die Schwere der Durchblutungsstörung anzeigen. Die Fußpulse brauchen nicht zu fehlen, doch genügt die ständige Kälte der Füße, um als Glied in der Kette der Durchblutungsstörungen gewertet zu werden. Viele Kranke berichten, daß sie früher gut geschwitzt hätten, diese Fähigkeit jedoch einige Jahre vor Auftreten der kalten Füße und des nächtlichen Wasserlassens verloren haben. Um transpirieren zu können, braucht man eine gut durchblutete, warme Haut. Eine trockene, nichtschwitzende Haut wirkt dagegen spröde und schelfert leicht.

Als letztes Symptom kommen pelzige Hände in Frage. Bei bestimmten Stellungen oder auch nachts beim Liegen schlafen die Hände ein. Bei Berührung mit kaltem Wasser werden ein oder mehrere Finger weiß und müssen stark gerieben werden, um wieder normal durchblutet zu sein.

Haben wir also einen Patienten vor uns, der an häufigem nächtlichem Wasserlassen leidet, keinen Restharn hat, dafür kalte Füße, pelzige Hände, und der nicht mehr schwitzen kann, so ist ihm mit Blasentees und anderen blasenkräftigenden Medikamenten selbstverständlich nicht zu helfen. Hier handelt es sich ausgesprochen um einen schlecht durchbluteten Organismus, der die Symptome einer Prostatavergrößerung hat, jedoch völlig anders behandelt werden muß.

Wenden wir uns nun den Patienten zu, die einen Resturin bis zu 150 ccm haben. Wir nennen diese Zahl deswegen, weil sie die Grenze darstellt, bis zu welcher ein Kranker noch *ohne* Operation erfolgreich behandelt werden kann.

Wie oben angeführt, wissen wir, daß eine Drüsenwucherung des mittleren weiblichen Teiles der Prostatadrüse stattfinden kann. Sobald irgendeine Drüse sich zu vergrößern beginnt, setzt eine vermehrte Durchblutung ein, Blutgefäße wachsen in die neu sich bildende Drüse hinein. Es finden unmerklich gewaltige Veränderungen im kleinen Becken statt. Die Umgebung der Blase und des Mastdarmes ist außerordentlich reich an Blutgefäßen. In der Darmschleimhaut des Mastdarmes können sich Krampfadern bilden, die zu Hämorrhoiden werden. Aber auch am Blasenboden können unter den genannten Bedingungen Krampfadern entstehen, die zu Blutungen führen. Wir sehen also, daß die Begleiterscheinung der Drüsenwucherung eine Blutstauung ist. Es gilt, diese zu bekämpfen. Hier sind allgemeine Maßnahmen von Nutzen. Man sorgt dafür, daß Magen und Darm des Kranken nicht gebläht sind und 2—3mal täglich Stuhlgang erfolgt. Weiterhin ist langes Sitzen schädlich, der Patient soll mehr gehen als fahren. Ein altes vergessenes Mittel stellen die Blutegel dar. Häufig gelingt es, die Kranken sofort von den lästigen Beschwerden zu befreien, wenn man ihnen 6 Blutegel an den Damm setzt, das ist zwischen After und Hoden. Die Blutegel sind vergessen, weil sie zeitraubend, umständlich und unbequem sind. Ersetzt werden können sie durch nichts. Die Wirkung des Blutegels besteht nicht darin, daß er Blut absaugt, sondern daß er während des Saugens seinen Speichel, der blutverdünnendes Herudoidin enthält, abgibt. Dadurch tritt eine Verflüssigung des gestauten Blutes tief unter dem Biß des Blutegels ein. Es gibt, wie erwähnt, Kranke, denen damit sofort zu helfen ist.

Der zunehmenden Schwierigkeit der Blasenentleerung sieht der Organismus nicht tatenlos zu. Die Blasenmuskulatur beginnt sich zu entwickeln. Sie verdickt sich, ergibt ein ganzes Netz von Muskelbündeln in der Blasenwand, die zu Bleistiftdicke wuchern können. Wie gesagt, es ist ein Netz und keine gleichmäßige Verdickung der Blasenwand. In den ausgesparten Räumen dieses Netzes bilden sich Schleimhauttaschen, in denen keine Urinströmung erfolgt. Hier können sich Bakterien ansiedeln, und dann entwickelt sich eine unheilbare chronische Blasenentzündung. Ist dieser Zustand eingetreten, so werden die Kranken außerordentlich kälteempfindlich. Jede geringste Unterkühlung, ob kalte Füße, kaltes Baden, Sitzen auf kaltem Stein oder auch nur Frieren an einer Haltestelle der Straßenbahn, alle diese Belanglosigkeiten steigern die schlechte Durchblutung und damit die Blasenentzündung.

Unter Blasenentzündung versteht man Anschwellen der Blasenschleimhaut und Absondern von Eiter. Diese Blasenschleimhaut kann bis zum Beginn der Harnröhre so aufschwellen, daß jegliches Wasserlassen unmöglich ist. Hier hilft nur der Katheter oder die Blasenpunktion durch den Bauch. Mit dem Abschwellen der Schleimhaut vergeht die Harnsperre, dieses hat mit der Prostata gar nichts zu tun.

Als junger Arzt erlebte ich auf dem Lande einen solchen Zwischenfall. Da ich im Osten tätig war und mit dem Pferdefuhrwerk einige Stunden zum Kranken gefahren war, mußte ich mir zu helfen wissen.

Im Bett lag ein ca. 50jähriger stöhnender, sehr magerer Mann. Krampfhaft hielt er beide Hände auf dem Bauch, seine Blase war so geschwollen, daß sie bis zum Nabel reichte. Die Vermutung, daß die Beschwerden von der Blase kämen, hatte er nicht gehabt. So stand ich dem Zustand einer überfüllten Blase ohne Katheder gegenüber. Ich hatte nur eine 2 ccm Spritze bei mir mit entsprechenden sterilen Nadeln. Ein Stich oberhalb des Schambeines traf die Blase, und nun pumpte ich ihm mit der kleinen Spritze ca. 400mal einen Liter Urin aus der Blase. Ich gab ihm den dringenden Rat, sich baldmöglichst zur Operation zu begeben. Nach einigen Wochen traf ich ihn, und er berichtete mir, keinerlei Beschwerden mehr zu haben. Bei diesem Bauern muß es sich um einen plötzlichen Verschluß der Blase durch Schleimhautschwellung gehandelt haben, die sofort ausgeheilt war.

Solche Erlebnisse beweisen, daß das Heil des Kranken nicht nur auf dem Operationstisch zu finden ist.

Wenden wir uns dem dritten Stadium zu, dem dramatischen. Der Kranke sucht den Arzt nicht auf, sein Resturin liegt bei 3—500 ccm, die Blase hat ihr Maximum an Muskelbildung vergeblich erreicht, der Widerstand ist zu groß. Jetzt kann der Harn aus den Nieren nicht mehr mühelos in die Blase tropfen.

Er wird rückgestaut. Die Niere wird von innen erweitert, ihr lebendiges Gewebe wird langsam zerdrückt, die Fähigkeit zu entgiften geht verloren, die Konzentrationsfähigkeit des Urines nimmt ab, der Organismus versucht im dünnen Urin die Giftstoffe auszuscheiden, kann das aber nur mit einer größeren Ausschwemmung verbinden. D. h. der Kranke wird immer durstiger; da er den Urin immer schlechter ausscheiden kann, tritt eine innere Vergiftung ein, er magert ab, verfällt und kommt viel zu spät in das rettende Krankenhaus.

Die Physiologie der Prostata

Wie schon geschildert, ist die Prostata ein sekundär geschlechtliches Organ, d. h. sie ist von anderen Drüsen abhängig, und man kann ohne sie leben. Der Eunuche oder das kastrierte Tier haben eine geschrumpfte verkleinerte Prostata. Nicht nur die Geschlechtsdrüsen, sondern auch die Nebenniere und die Hypophyse stehen im direkten und indirekten Zusammenhang mit ihrem Stoffwechsel mit der Prostata! Gänzlich geklärt ist die Rolle der Prostata nicht. Die normale Drüse ist groß wie eine kleine Eßkastanie und hat 30—40 Drüsengänge, die eine Flüssigkeit produzieren, welche in die hintere Harnröhre gelangt und den männlichen Samenzellen beigemischt wird, womit sich die Fruchtbarkeit erhöht. Außerdem findet sich in der Prostata in hoher Konzentration Zink zu 0,05%. Zink gehört zu den Spurenelementen. Weitere Spurenelemente sind Kupfer, Eisen, Mangan und viele andere. Sie sind in unendlich kleinen Mengen gleichmäßig im Gewebe verteilt. Unendlich klein bedeutet in Tausendstel von Prozent. Insofern sehen wir, daß fünfhundertstel Prozent von Zink eine hohe Konzentration darstellt. Es ist heute möglich, jegliche Stoffe, die im Organismus vorkommen und die wir herstellen können, radioaktiv zu machen und sie dann mittels des Geigerzählers im Organismus nachzuweisen. Das Vorhandensein von Zink ist von zwei amerikanischen Forschern in den zwanziger Jahren entdeckt worden. Jede Erkrankung der Prostata, gleichgültig, ob es sich um eine Entzündung, eine gutartige Wucherung oder um Prostatakrebs handelt, ist stets mit einem Schwund des Zinks in der Drüse verbunden.

Merkwürdig ist die Tatsache, daß die gesamte pharmazeutische Industrie an dieser alten Erkenntnis bis heute vorbeigegangen ist. Wir verfügen nur über ein homöopathisches Zinkpräparat. Einleuchtend erscheint es, daß bei Krankheiten dieser Drüse Zink zu verabfolgen ist.

Weitere Stoffe kommen in der Prostata auffallend vermehrt vor, nämlich Zitronensäure, die eine sehr wichtige Rolle beim Krebsstoffwechsel spielt, Fruktuose (Fruchtzucker) — beim Zuckerkranken von Bedeutung — und das blutdrucksenkende Prostataglandin. Dieses Hormon wäre äußerst nützlich für die erkrankten Menschen, kann jedoch noch nicht ausreichend hergestellt werden. Wir sehen, wie weitreichend die Tätigkeit dieser kleinen Drüse für den ganzen Organismus sein kann. Das wichtigste Ferment, das die Prostata produziert, ist das Fibrinolysin. Das Fibrinolysin bleibt unter normalen Verhältnissen in der Prostata und verflüssigt die Samenflüssigkeit. Die Produktion des Fibrinolysins steht im engen Zusammenhang mit der der männlichen Hormone. Durch weibliche Hormone wird sie gehemmt.

Da das Prostata-Adenom sich durch gesteigerte weibliche Hormonbildung entwickelt, sinkt die Fibrinolysinausscheidung aus der Prostata. Dabei tritt eine sehr gefährliche Veränderung im Blutserum auf. Normalerweise tritt das Fibrinolysin der Prostata nicht im Blut auf. Selbstverständlich verfügt jeder Organismus über Fibrinolysin anderer Herkunft, welches außerordentlich wichtig zur Blutgerinnung ist. Das bedeutet: haben wir zuviel Fibrinolysin, tritt die Blutgerinnung verzögert ein und die Blutungsgefahr nach der Operation ist sehr groß. Das ist der Grund, weshalb die Urologen bei ihren Operationen so viele Komplikationen haben, die durch Nachbluten entstehen.

Das große Problem der heutigen Chirurgie ist im Gegenteil die zu schnelle Gerinnung des Blutes, die zur Blutgefäßverstopfung führt, zum Eintritt von Blutpfropfen in die strömende Blutbahn, die die gefürchtete Embolie erzeugen.

Wir verfügen über eine große Zahl von Blutverdünnungsmitteln und so gut wie überhaupt keine von Blutverdickungsmitteln. Einzig die Vitamin-K-Präparate haben darauf Einfluß, besonders, wenn sie intravenös gegeben werden. Wir sehen also, die Prostata tanzt mit ihrem Stoffwechsel völlig aus der Reihe, sobald sie erkrankt ist. Dies bezieht sich auf die gutartige Prostatavergrößerung wie auch auf den Prostatakrebs. In beiden Fällen besteht erhöhte Blutungsgefahr. Sehr anzuraten wäre es, vor der Operation den Blutgerinnungstest zu machen, um eventuell vorbeugende Maßnahmen ergreifen zu können. Auf noch eine Merkwürdigkeit muß hingewiesen werden: Wir wissen, daß der Prostatakrebs weiter in den Knochen, Lungen und Lymphdrüsen wachsen kann. Alle diese neuen Krebsnester, die von der Prostata ausgehen, haben die gleiche blutverdünnende Wirkung.

Die saure Phosphotase

Der gebildete Laie wird durch populärwissenschaftliche medizinische Abhandlungen in zunehmendem Maße durch Wort und Bild über die Krankheiten und deren Bekämpfung aufgeklärt. Dieses ist außerordentlich begrüßenswert, weil auf diese Weise der Kranke Frühsymptome als solche erkennt und andererseits auf die Gefahren aufmerksam gemacht wird, die ihn bedrohen. Daß hier und da ein Zerrbild beim Kranken entsteht, das ihn zum Arzt führt, schadet nichts. Der Arzt wird ihn auf seine Fehler aufmerksam machen und das Bild berichtigen. Zweifellos hat ein Teil der Leser etwas von der Phosphotase als Diagnostikum beim Prostatakrebs gehört.

Die Diagnose des Prostatakrebs kann außerordentlich schwierig sein. Unendlich heimtückisch, wie dieses Leiden ist, kann es sich so schleichend einstellen, daß der Kranke es erst spät, vielleicht zu spät bemerkt. In diesem Zusammenhang soll eine Krankengeschichte angeführt werden, die viel zu denken gibt.

Ein fünfzigjähriger Sportsmann und Bergwanderer, der nicht rauchte, kaum trank und viel Wert auf reformerische Ernährung legte, wurde zunehmend müder nach körperlicher Anstrengung, z. B. nach dem Schwimmen und Bergsteigen, ohne irgendeinen bestimmten Schmerz zu empfinden. Eines Tages stellten sich Rückenschmerzen ein, die sich nicht besserten. Es erfolgte eine Überweisung in's Krankenhaus, wo er zwei Monate lag, ehe die Diagnose Prostatakrebs mit Wirbelsäulenmetastasen gestellt wurde. Das bedeutet Krebsnester bereits in der Wirbelsäule. Die Krankheit entwickelte sich trotz aller Bemühungen rapide weiter, und nach einem halben Jahr Siechtum verschied der Patient.

Sehr bald nachdem ich diese Krankengeschichte erfuhr, besuchte ich einen Ärztekongreß, der sich besonders der Krebsfrage widmete. Das Interessanteste, was ich dort erfuhr, war eine Mitteilung des amerikanischen Gesundheitsamtes. Ehe ich darauf eingehe, möchte ich mitteilen, was das amerikanische Gesundheitsamt in Washington ist. Ganz im Gegensatz zur Bundesrepublik verfügt das USA-Gesundheitsamt über riesige Laboratorien und Versuchsstationen. Während es in der Bundesrepublik genügt, einen patentierten Namen und eine chemische Formel dem Gesundheitsamt einzureichen, um eine Verkaufslizenz zu erhalten, wird in den USA ein jegliches Medikament sorgfältig vom Staat auf seine Gefährlichkeit überprüft. So ist z. B. seinerzeit das berüchtigte *Contergan* von diesem Amt abgelehnt worden und durfte trotzdem weiterhin bei uns an schwangere Frauen verfüttert werden!

In diesem Laboratorium ist folgende Beobachtung gemacht worden: Krebskranke und gesunde Ratten wurden in einen Käfig gesetzt und monatelang zusammen gehalten. Hierbei stellte man fest, daß ein weitaus größerer Prozentsatz der gesunden Ratten an Krebs erkrankten als in den Ställen, in denen nur gesunde Ratten zusammen waren.

Dieser Versuch ist sehr viele Male wiederholt und kontrolliert worden und zeigte stets das gleiche Ergebnis. Dieses auffallende Resultat bewog das Gesundheitsamt zu einer Warnung an die Bevölkerung, nicht mit alten Hunden zusammen zu leben, da alte Hunde besonders leicht an Krebs erkranken, der möglicherweise übertragen werden kann. Kehren wir zur oben erwähnten Krankengeschichte zurück. Der angeführte sportliebende, sehr gesund lebende Patient besaß einen Dackel, der ungefähr 1 Jahr vor Erkrankung des Herrn harte Knoten unter der ganzen Haut bekam. Der besorgte Hundebesitzer brachte ihn zum Arzt, der einen ausgedehnten Hautkrebs feststellte. Da er jedoch keine besonderen Schmerzen oder Beschwerden machte, ließ man den Dackel leben.

Zwei Tage, ehe der Patient seine ersten Rückenschmerzen bekam, verschwand der Dackel und ist nie mehr aufgefunden worden. Der Kranke wohnte in einer ländlichen Umgebung, und das Tier hatte sich zum Sterben im Wald versteckt. Unheimlich ist das Zusammentreffen vom Sterben des Tieres und dem Auftreten des ersten Symptoms der tödlichen Erkrankung bei seinem Herrn. In diesem Zusammenhang sehen wir, daß wir unbedingt Laboratoriumsmethoden haben müßten, welche wir bei Patienten anwenden, die uns keinen sicheren Beweis liefern, einen Krebs zu haben. Wir brauchen Methoden, um den Krebs vor seiner Manifestation zu erkennen.

Die saure Phosphotase ist ein normaler Bestandteil des Blutes. Sie kommt in größeren Mengen in der Milz, in den Hoden und in den roten Blutkörperchen vor.

Die Prostata erzeugt eine eigene Phosphorsäure, die dort ca. 1000mal konzentrierter ist als in den aufgezählten Organen. Es ist gelungen, im Blut eine Trennung der speziellen Phosphorsäure der Prostata und der oben erwähnten Organe zu erreichen. Ganz kurz sollen Werte genannt werden, die dem Laien nicht viel sagen; doch ohne diese Ziffern bliebe diese Erklärung unvollständig. Bei Erwachsenen schwankt der Wert der Serumaktivität der Phosphotase zwischen 0,5 und 2,5 Einheiten. Ein Serumwert über 3 Einheiten ist bereits krankhaft.

Im fortgeschrittenen Alter geht bei gesunden Männern dieser Wert langsam zurück. Das bedeutet, daß der Serumspiegel abhängig ist von der Menge des produzierten männlichen Hormons. Trotzdem findet man bei der gutartigen Prostatavergrößerung, bei dem bekanntlich der männliche Sexualhormonspiegel herabgesetzt ist und eine dadurch entstandene, relative Erhöhung des weiblichen Hormonspiegels besteht, gelegentlich erhöhte Werte dieser Phosphotase. Dieses paradoxe Bild wird durch eine Stauung erklärt, die in der Prostata aufgrund der Wucherungen stattfindet. Weiter ist bekannt, daß nach Verabfolgung männlicher Hormone die Phosphotasewerte steigen, umgekehrt fallen dieselben nach Verabreichung weiblicher Hormone.

Sehr viel früher als diese komplizierten Laboratoriumsuntersuchungen war den alten Ärzten bekannt, daß eine Kastration, d. h. eine Entfernung der männlichen Keimdrüsen, das Krankheitsbild eines Prostatakrebses besserte. Heute wissen wir, daß dann gleichzeitig die Phosphotasewerte unter den normalen Spiegel herabsinken. Abschließend kommen wir zu dem Ergebnis, daß die Phosphotasebildung in engem Zusammenhang mit dem hormonellen System steht. Das Auftreten von großen Mengen von Phosphotase weist auf Krebsgefahr hin!

Die Leber und der Hormonstoffwechsel

Wir haben bisher die Quellen der Hormone beschrieben. Das sind die Hypophyse, die Nebenniere, die Geschlechtsdrüsen. Diese drei Drüsen stehen im engen Zusammenhang mit der Prostatavergrößerung und mit dem Prostatakrebs. Wie bekannt, werden laufend Hormone erzeugt. Jedoch müssen wir uns klar werden, daß zum Gleichgewicht im Organismus auch die Beseitigung der überschüssigen Hormone gehört. Angebot und Nachfrage regeln auch hier den Haushalt.

Eine zentrale Stellung im Abbau der Hormone nimmt die Leber — unser größtes Organ — ein. Die Leber verändert die Hormone zu Salzen, die nicht mehr löslich sind und scheidet sie durch die Galle in den Darm aus. Neben der Leber beteiligt sich die Dünndarmschleimhaut in geringem Maße bei diesem Ab- und Umbau. Doch selbst in der Schleimhaut der Bronchien sind Umbauprodukte der Hormone gefunden worden.

Eine besondere Rolle spielt die Niere, die in der Lage ist, in geringen Mengen unveränderte Hormone auszuscheiden.

Wir sehen also, daß einerseits die oben erwähnten drei Drüsen die Hormone produzieren und andererseits die Leber und Schleimhäute die Hormone umbauen und ausscheiden, wobei notfalls die Niere als Ventil in Frage kommt. Fassen wir zusammen, so können wir drei Punkte anführen, bei denen die aktive Lebertätigkeit besonders prägnant feststellbar ist.

1. Die direkten und indirekten Sexualhormone der Hypophyse werden von der Leber reguliert. Direkte Hormone sind

solche, die unmittelbar auf die Geschlechtsdrüsen einwirken. Die indirekten Sexualhormone wirken erst auf die Nebenniere und später auf die Geschlechtsdrüsen.

2. Die weiblichen Hormone, besonders das Follikelhormon, das die Periode erzeugt, werden in der Leber zu Salzen umgebaut. Findet dieses nicht statt, leidet die kranke Frau an heftigen schwer stillbaren Blutungen, Neigung zu Fehlgeburten und starken Unterleibsschmerzen.

3. Die männlichen Hormone der Geschlechtsdrüsen und der Nebenniere werden gleichfalls in der Leber inaktiviert.

Es mag dem Leser problematisch erscheinen, daß so genaue Behauptungen über den Hormonstoffwechsel aufgestellt werden. An einer Reihe hochinteressanter Tierversuche in allen zivilisierten Ländern der Welt sind diesbezügliche Experimente durchgeführt und bestätigt worden. Man hat künstliche Leberschädigungen erzeugt und dann wesentliche Veränderungen an den Tieren beobachtet. Bei männlichen Tieren, die an einer Leberschädigung litten, nahm die Hodengröße ab, die Prostata verkleinerte sich, die Brustdrüsen vergrößerten sich, der Geschlechtstrieb ließ nach und ein allgemeiner Haarausfall trat ein. Offensichtlich bleiben die weiblichen Hormone des männlichen Tieres wesentlich länger im Blutkreislauf, wodurch die Verweiblichung eintritt.

Das Absinken des männlichen Hormonspiegels und das relative Ansteigen des weiblichen, führt zu schweren Störungen des Gleichgewichts. Vor allem entwickelt sich bei Leberkranken viel leichter ein Prostatakrebs als bei Gesunden. Es ist nachgewiesen worden, daß 50% der Prostatakrebskranken — und nach anderen Statistiken noch mehr — ausgesprochen leberkrank waren. Da es sehr viele Lebertests gibt, ist es wichtig einen bestimmten Weg einzuschlagen, nach welchem alle Prostatakran-

ken untersucht werden. 3 Teste sind international anerkannt,
und wenngleich sie der Laie kaum verstehen wird, sollen sie
genannt werden.

1. Serumbilirubin,
2. Thymol,
3. Weltmann.

Es ist ein Novum, daß wir plötzlich neben einem erkrankten
Unterleibsorgan, der Prostata, Leberfunktionsprüfungen machen sollten. Jedoch wurde ja bereits empfohlen, vor einer
Prostataoperation die Blutgerinnung zu überprüfen, um der
drohenden Nachblutung rechtzeitig begegnen zu können.

Wir wissen, daß in der Leber u. a. das Vitamin B in vielerlei Formen gebildet wird. Im Tieversuch hat man Tiere gefüt-
tert, die keinerlei Vitamin B in der Nahrung erhielten. Dadurch
trat eine Schwächung der Leber auf (keine Krankheit), und es
stellte sich heraus, daß der Abbau der weiblichen Hormone verzögert war, hingegen nicht der der männlichen Hormone. Wir
ersehen daraus, daß eine einseitige Ernährung Schäden an der
Leber und Gleichgewichtsstörungen im Hormonhaushalt erzeugen kann. Wir sehen aber weiter, daß zur Behandlung einer
Prostataerkrankung auch unbedingt eine Leberbehandlung dazu
gehört. Zusammenfassend muß gesagt werden, daß der chronisch Leberkranke viel eher an einem Prostatakrebs erkrankt,
als der Lebergesunde. Ganz im Gegensatz dazu steht das Krankheitsbild des Prostata-Adenoms oder der gutartigen Prostatavergrößerung. Bei dieser Erkrankung hat man festgestellt, daß
54% lebergesunde Männer eine gutartige Prostatavergrößerung
hatten. Demgegenüber stehen Leberkranke, die nur zu 15—20%
an der gleichen Krankheit litten!!

Daß schwere Alkoholiker immer Leberschäden haben, ist bekannt. Aber nur 22% von ihnen erkranken an Prostatavergrößerungen.

Ich möchte den Leser bitten, sofern er der Lektüre bis hierher gefolgt ist, nicht das Buch in die Ecke zu schleudern, sich den Hut aufzustülpen und in die nächste Kneipe zu stürzen, um dort in munterer Abwechslung ein Helles und einen Korn zu sich zu nehmen mit dem Slogan: „Ich trinke auf meine Gesundheit und bekomme keine Prostatavergrößerung!" Denn es steigert sich die Wahrscheinlichkeit, einen Krebs zu bekommen, sehr viel mehr bei diesem Alkoholabusus.

Was eigentlich in der kranken Leber geschieht, steht nicht fest. Es scheint, daß nicht nur das hormonelle Gleichgewicht gestört ist, sondern daß auch eigene giftige Stoffe in der Leber produziert werden, welche die äußeren Zellen der Prostata, das sind die männlichen Zellen, zu Krebsbildungen anregen. Wir sehen auf der Abbildung, daß der zentrale Teil der Prostata, der die Harnröhre eng umschließt, weiblichen Ursprunges ist und im Alter zu wuchern beginnt, ohne daß dadurch ein Krebs entsteht, sondern „nur" das Prostata-Adenom, an dem bis vor kurzer Zeit ein Drittel aller Männer starb.

Die Hormone der männlichen Geschlechtsdrüsen

Die männlichen Geschlechtsdrüsen produzieren 2 männliche und 1 weibliches Hormon. Zweierlei Zellen in den Geschlechtsdrüsen, die Sertolizellen und Leidigzellen, erzeugen zweierlei Hormone. Die Sertolizellen erzeugen die Samenzellen, die zur Vermehrung sämtlicher Wirbeltiere erforderlich sind. Die Zahl der Samenzellen bei einem Mann, die während eines Geschlechtsaktes verloren werden, beträgt ca. 30 Millionen i. ccm. Von dieser ungeheuerlich großen Zahl ist nur eine einzige Zelle vorgesehen, um eine Befruchtung zu erzeugen. Merkwürdig ist, daß, wenn nur ein Viertel dieser Zellen erzeugt wird, also ca. 8 000 000 eine Befruchtung meist nicht stattfinden kann. Ganz offensichtlich spielen nicht nur die Stückzahl, sondern uns unbekannte chemische Faktoren bei der Befruchtung eine Rolle, die wir noch nicht kennen. Die Leidigzellen erzeugen ihr gleichnamiges Hormon und wirken spezifisch auf die Entwicklung des männlichen Geschlechts, was sich in Stimmbruch, Bartwuchs und Entwicklung der Prostata äußert. Ein winziger Rest von Hormonbildung geschieht in den weiblichen Follikelzellen des Hodens und bleibt bis zum 50. oder 60. Lebensjahr inaktiv. Mit Abnahme des Leidigzellenhormons entwickelt sich der weibliche zentrale Teil der Prostata. Seit altersher ist bekannt, daß eine Kastration, also die Entfernung der Bildungsstätte der obengenannten drei Hormone, die Prostata zum Schrumpfen bringt und die verlegte Harnröhre von ihrer Umklammerung befreit, so daß das Wasserlassen wieder möglich wird.

Sobald die Sertolizellen und Leidigzellen ihre Sekretion vermindern, erhält die Hypophyse, die nur durch diese Hormone seit der Geschlechtsreife gebremst wurde, die Chance, neue Wachstums- und Wucherungshormone zu produzieren. Wir wissen, daß das Wachstum, welches von der Hypophyse ausgeht, mit der Geschlechtsreife zum Stillstand kommt. Je kleiner die Menschen sind, z. B. in Südeuropa, um so früher ist die Geschlechtsreife eingetreten. Je größer die Menschen werden, wie z. B. in Nordeuropa, um so später erfolgt die Geschlechtsreife.

Zur Bouin-Steinach'schen Operation

Diese Operation ist soweit in Vergessenheit geraten, daß selbst die älteren Ärzte sich nicht mehr an sie entsinnen können. So berichtete mir ein bejahrter Kollege, der an der Prostata operiert worden war, daß er auch der Steinach'schen Operation unterzogen worden wäre. Auf meine Frage, wie die Operation vor sich gegangen sei, sagte er, daß ihm beide Samenstränge in der Leistenbeuge unterbunden und durchschnitten worden seien.

Natürlich ist dieses nicht die Steinach'sche Operation, sondern die Sterilisation, wie sie im Dritten Reich bei allen Geisteskranken zwecks Ausschaltung des Nachwuchses vorgenommen wurde. Die Persönlichkeit bleibt dabei unverändert, ebenso der Geschlechtstrieb, aber eine Fortpflanzung ist unmöglich. Die Abbildung im Anhang zeigt den Hoden, aus dem die Samenzellen durch einen Kanal, ca. $1/2$ cm lang, in den Nebenhoden gelangen. Der Nebenhoden besteht aus einem Kanal, der unendlich viele Windungen aufweist und gestreckt Dutzende von Metern lang ist. In diesen vielen Windungen findet die Reifung der Samenzellen statt. Bei der Sterilisation kann die männliche Geschlechtsdrüse praktisch ungehindert die Samenzellen in den Nebenhoden absondern, die im Samenstrang bis zur Leistenbeuge hinaufsteigen. Da sie dort am Weitergehen gehindert werden, werden sie vom umgebenden Gewebe aufgesaugt.

Die Steinach'sche Operation besteht darin, daß an der Austrittsstelle der Samenkanälchen aus dem Hoden, die $1/2$ cm lang ist, die Unterbindung erfolgt. Jetzt können keine Samenzellen mehr ausgeschieden werden, und diese im Greisenalter für die geschwächte Drüse anstrengende Tätigkeit hört auf. Daraufhin entwickeln sich die Hormone der Leidigzellen, und der Sexualspiegel steigt. Das Bindegewebe des alternden Menschen wird straffer und elastischer. Die Widerstandskräfte nehmen zu, die Prostata verringert sich.

Bekannt ist, daß in den Geschlechtsdrüsen auch das Durchblutungshormon hergestellt wird. Ganz wenigen Forschungsinstituten ist es gelungen, winzige Mengen dieses Hormones rein herzustellen und damit erfolgreich zu experimentieren. Nach der Steinach'schen Operation steigert sich auch die Produktion dieses Hormones und da der größte Teil der Alterskrankheiten auf eine schlechte Durchblutung zurückzuführen ist, bessert sich auch diesbezüglich der Gesundheitszustand.

Einige Beispiele für Krankheiten, die auf schlechter Durchblutung beruhen: der Gehirnschlag, der Herzinfarkt, der Greisenbrand = Durchblutungsstörungen der Beine, das Magengeschwür, Sehstörungen bei Augenkranken, die an Diabetes leiden, Schwerhörigkeit, hoher Blutdruck u. a. m.

Zu Beginn der dreißiger Jahre wurde das Sexualhormon entdeckt. Der Jubel über diese Erfindung war so groß wie die Überbewertung dieses Hormons als eines Medikamentes: Jetzt konnte jeder Arzt die Jugendkraft aus der Ampulle dem Patienten einspritzen. Es ging ohne Operation, und man gaukelte sich die schönsten Bilder vor.

Daß die Sexualhormone ausschließlich auf den Sexus wirken und nicht auf den gesamten Organismus, wurde übersehen. Durch Einspritzungen dieses Hormones verminderte sich nicht die Prostata, sondern vergrößerte sie, der Geschlechtstrieb völlig unnatürlich, wodurch tragische Todesfälle und Veränderungen des Charakters auftraten. Nur die Prostata blieb davon unberührt. Es dauerte nicht lange, bis man diese Gefahren erkannte, und heute werden diese Hormone mit großer Vorsicht verabfolgt. Leider ist über diesem ganzen Rummel die Steinach'sche Operation in Vergessenheit geraten.

Professor Niehans hat uns durch die Frischzellenbehandlung eine neue Möglichkeit gegeben, die Geschlechtsdrüsen zu kräftigen. Man entnimmt von einem frisch geschlachteten Stier keimfrei die Drüse, bereitet daraus mit Hilfe einer physiologischen Kochsalzlösung einen dünnen Brei, den man dem Patienten in die Gesäßmuskulatur einspritzt. Die Kombination von Zellen eines geschlechtsreifen Tieres mit dem Mutterkuchen eines ungeborenen Embryos erweist sich als besonders wirksam. Diese Zellen erregen keine Sexualität, sondern kräftigen die gealterten Drüsen des Kranken und bringen ihn in das physiologische Gleichgewicht. Sehr häufig beobachten die Patienten, die sehr mühsam Wasser lassen können, in der ersten Nacht nach den Einspritzungen eine förmliche Harnflut, weil sich die Blockierung der Harnröhre überraschend schnell gelöst hat.

Wir wollen trotzdem nicht vergessen, daß die Produktion der Samenzellen weiter einhergeht, so daß praktisch ein kleines Loch im Kessel unseres gekräftigten, genesenen Patienten besteht. Verbindet man mit dieser Frischzellenbehandlung die kleine Steinach'sche Operation, so ließe sich tatsächlich das Wort „Verjüngung" benutzen. Ich wende diesen Ausdruck außerordentlich ungern an — aus einem Siebzigjährigen kann kein Dreißigjähriger werden — aber immerhin sieht ein kranker Siebzigjähriger aus wie ein Achtzigjähriger. Wird er gesund, hat er die Frische eines gesunden Siebzigjährigen, aber bestimmt nicht die eines Fünfzigjährigen.

Blasensteine

Wenn man über Harnverhalten spricht, darf man die Blasensteine nicht vergessen. Ganz im Gegensatz zu den Nierensteinen treten sie völlig unmerklich und schmerzlos auf. Sie können zu Ventilverschlüssen beim Wasserlassen werden, falls sie genügend groß sind, können das Bild einer Prostata vortäuschen, indem beim Kathetrisieren ein Resturin erscheint, der gar kein Resturin ist, was deutlich wird, sobald der Stein entfernt ist. Der aufmerksame Urologe entdeckt den Stein leicht mit seinem Zystoskop und kann ihn zu Beginn mit entsprechenden Instrumenten in der Blase zertrümmern. Diese Zertrümmerungen sind bereits im Mittelalter vorgenommen worden, was heute kaum glaublich erscheint.

Die Ursache jeglicher Steinbildung, ob Nierensteine, Gallensteine, Blasensteine, Speicheldrüsensteine und Prostatasteine ist unbekannt. Zweifellos muß es Pflanzen geben, die diese Steine auflösen. Ein anderes erfolgreiches Rezept ist mir bekannt, das ich mehrfach angewandt habe. Man läßt sich den entfernten Blasen- oder Nierenstein vom Kranken geben, bringt denselben zum Apotheker, bittet ihn, diesen Stein zu zermahlen, dazu das Tausendfache des Gewichtes Milchzucker zu nehmen und daraus Tabletten zusammenzupressen. Nimmt der Kranke ca. 3 Monate lang dreimal täglich eine solche Tablette, so lösen sich die Steine in der Blase auf oder es bilden sich keine neuen. Sollte sich nach Jahr und Tag ein neuer Stein bilden, können die Tabletten gleich wieder mit Erfolg eingenommen werden. Falls ein

Steinträger jedoch keinen eigenen Stein zur Verfügung hat, so ist es zwecklos, sich einen von Bekannten auszuleihen. Es hilft nur der eigene.

Die Prostataentzündung oder Prostatitis

Diese Krankheit ist nicht sehr verbreitet. Im allgemeinen heißt es, wer sie hat, der wird sie nicht mehr los. Die Ansichten über den Krankheitsverlauf sind verschieden. Die einen meinen, die entzündlichen Schübe in dieser Drüse würden sich wiederholen. Dazwischen liegen Zeitabschnitte, in denen die Drüse gesund ist. Die anderen Wissenschaftler sind der Ansicht, daß die Drüse immer krank ist, nur gelegentlich mehr oder weniger schmerzt. Die Prostataentzündung äußert sich auch beim Wasserlassen. Es treten folgende Symptome auf, die auch bei der Prostatavergrößerung aufzutreten pflegen, nämlich das häufige Wasserlassen, die Bildung von Restharn oder sogar völliges Harnverhalten. Bei der akuten Erkrankung tritt eine Empfindlichkeit in der Dammgegend auf. Die Kranken meiden ängstlich kalte Sitzflächen, manche hingegen fürchten weiche Polsterstühle, weil sie sehr Hitze erzeugen. Der Harnstrahl kann sich ändern.

Die einfachste Diagnose ist die Drei-Glasprobe. Der Urin wird in kleiner Portion in das erste Glas entleert, der größte Teil in das mittlere Glas und der Rest in das dritte Glas. Jetzt werden alle drei Proben zentrifugiert und mikroskopisch untersucht. Bei einer Blasenentzündung ist im ersten Glas am meisten Eiter zu finden, weil sich derselbe auf dem Blasenboden ansammelt. Bei der Prostataentzündung ist in der letzten Portion am meisten Eiter enthalten, weil sich am Schluß des Wasserlassens die Blase, Prostata und die Samenblasen zusammenziehen und dadurch den Eiter absondern.

Ist die Blase entleert und der Urin untersucht, so erfolgt der Tastbefund durch den Darm. Es gibt ganz wenige Kranke, bei denen ein Befund fehlt. Bei den meisten Kranken besteht eine schmerzhafte Vergrößerung; sie ist weich und man fühlt die Schwellung. Sie kann diffus und nicht umschrieben sein, doch kommt es auch vor, daß die ganze Drüse sich schwappend anfühlt. Die Entzündung der Prostata greift auf ihre Umgebung über und kann auch die Samenblasen mit infizieren. Zwar behaupten Wissenschaftler, daß die Samenblasen stets als erste infiziert werden und die Krankheit dann auf die Prostata übergeht. Dieser dialektische Streit dürfte den Patienten wenig nützen.

Über die Ursache ist man sich nicht ganz im klaren. Besonders weil auch ganz junge Männer unter 20 Jahren an dieser, sich jahrelang hinziehenden Erkrankung leiden können. Weil das kleine Becken mit viel Blutgefäßen versehen ist, können Keime leicht eingeschleppt werden. So ist bei einer chronischen Prostataerkrankung jüngerer Männer der mögliche Streuherd nach der üblichen Methode zu suchen. Zähne und Mandeln müssen genau betrachtet werden, Gallenblase und Blinddarm kommen auch in Frage. Jedoch Stirn- und Kieferhöhlen dürfen auch nicht übersehen werden.

Es gibt dann noch die schlecht durchblutete Blase und Prostata, die sehr kältempfindlich sind und wo kaltes Schwimmen die Erkrankung auslösen kann. Bei älteren Patienten mit Prostatavergrößerungen besteht die größte Wahrscheinlichkeit, daß mit Hilfe des Katheters Keime in die Samenblasen und Prostata mechanisch gedrückt werden, wenn derselbe nicht genügend steril angewendet wird.

Die akute Prostatitis hat als Begleiterscheinung typische Kreuzschmerzen und die oben angeführten Befunde.

Die chronische Prostataentzündung hat als Gegenstück gelegentlich einen völligen Symptommangel, und dieses ist die Begründung dafür, daß viele Ärzte meinen, die Drüse sei dann ganz gesund.

Es ist erstaunlich, daß Radfahren und Reiten der Prostata nicht schädlich sind, nicht einmal, wenn sie entzündet ist. Andererseits können schwere Stürze gerade beim Reiten und Radfahren mit massiven Prellungen gegen den Damm zur Entstehung oder Verschlechterung der Krankheit beitragen.

Wenn also der Arzt den Kranken mit einer Prostataentzündung vor dem Reiten und Radfahren warnt, dann wegen der Unfallgefahr — nicht wegen dem Sport an sich.

Die Folgen der Prostataentzündung

Die akute Entzündung der Vorsteherdrüse und deren Anhängsel, nämlich der Samenblasen, führt häufig zu einer Impotenz. Wir wissen, wie wichtig die Drüsensekretion für die Befruchtbarkeit des Samens ist. Offensichtlich spart der Organismus diesen Trieb bis zur Genesung auf. Aufgrund dieser Beschwerden und der Impotenz gibt es psychische Veränderungen beim Kranken, weil er sich meist im besten Mannesalter befindet. Es gibt die sogenannte Prostataneurose. Erfolgt trotz der Beschwerden der Geschlechtsverkehr, so muß man sich folgende Vorstellung machen: normalerweise ist das Gebiet der Prostata und Umgebung unauffällig durchblutet. Beim Geschlechtsverkehr strömt außerordentlich viel Blut in das kleine Becken, und dieser Strom findet bereits eine Blutüberfüllung, bedingt durch die Entzündung der Prostata, vor. Jetzt kann es geschehen, daß ein heftiger Spannungsschmerz auftritt, gleichzeitig erfolgt vorzeitiger Samenerguß, dem eine sehr deprimierte Stimmung des Kranken folgt, weil sich sein Zustand seit vielen Monaten unverändert hinschleppt. Auf diese Weise ist es nicht verwunderlich, daß die Kranken den Verlust jeglichen Triebes haben, was sich in einer schweren seelischen Depression äußert.

Da die Natur vielseitig ist, gibt es auch das Umgekehrte, den überreizten Trieb, der dann zu dem Zustand führt, der oben beschrieben ist.

Die Behandlung der Prostataentzündung

Die Behandlung der akuten Form, z. B. als Folge des Kathetrisierens ist keine Schwierigkeit. Selbstverständlich kombiniert man Antibiotika und Sulfonamide, und es gelingt in glücklichen Fällen in wenigen Tagen oder in wenigen Wochen die Krankheit zu beseitigen. Wichtig für die Behandlung ist das Erforschen der Bakterienstämme, die die Krankheit verursachen. Zwar wird der Arzt im allgemeinen nicht damit beginnen, weil das Gewinnen der Stämme nicht einfach ist. Dieses geschieht folgendermaßen:

Möglichst vor dem morgendlichen Wasserlassen wird die Prostata vorsichtig massiert. Zu Beginn werden die Samenbläschen ausgedrückt und dann die Prostata selbst, was in akuten Fällen sehr schmerzhaft sein kann aber nicht darf. Der untersuchende Arzt muß also mit zarter Hand vom Darm die Drüse ausmassieren. Das Sekret wird auf 2 Gläschen aufgefangen, und besonders das zweite Gläschen kann dann die Keime der Bakterien zeigen. Merkwürdigerweise ist bei der Behandlung der chronischen Prostataentzündung seit 1928 nichts wesentlich Neues erfolgt. Vielfach wird noch die Prostata regelmäßig massiert, was andererseits von einem großen Teil von Fachärzten abgelehnt wird. Mit den oben angeführten Medikamenten haben wir ebensowenig Erfolg wie bei der Behandlung einer chronischen Mandelentzündung. Eine chronische Mandelentzündung spricht auf keinerlei Penicillin an. Das Wesentlichste in der Behandlung der chronischen Form ist das Aufsuchen des Streuherdes. Hier muß der Kreislauf zwischen Quelle und krankem Organ unterbrochen werden. Dann besteht die Aussicht, daß dieses Organ sich aus eigenen Kräften erholt und gesundet. Man hat versucht, vom Damm aus Penicillin und ähnliche Antibiotika direkt in die Prostata zu spritzen. Dabei ist ebensowenig herausgekommen, als wenn man Penicillin in eine chronische Mandelentzündung spritzt.

Eine neue Entdeckung ist nach 1928 doch gemacht worden. Nämlich die Beeinflussung dieser Prostataerkrankung durch Novocain. Novocain hat die Fähigkeit, die Durchblutung zu fördern. Man benutzt eine 2%oige Lösung und spritzt vom Kreuzbein ausgehend an alle die Stellen, wo die Nerven austreten, welche das kleine Becken versorgen. Ich betone: die Nerven und nicht die Blutgefäße. Als letztes kann man noch Novocain direkt in die Prostata spritzen. Auf diese Weise findet eine gesteigerte Durchblutung, ein Ausschwemmen der Entzündungsursache und die Möglichkeit einer beginnenden Heilung statt.

Urplötzlich steht neben der chronischen Infektion das Problem des Durchblutungsmangels, und dieses meist bei jüngeren Männern. Dabei darf nicht vergessen werden, daß das kleine Becken, in dem die Prostata ruht, zu den bestdurchblutetsten Gebieten des ganzen Körpers gehört.

Die chronische Entzündung wirkt also nicht nur auf die Drüse, sondern auch auf die Nerven — man denke an die Kreuzschmerzen — die die Blutgefäße zu einer Verkrampfung und daher bleibenden mangelhaften Durchblutung führen.

Man sollte auch die alten Mittel versuchen. Da ist der gelbe Farbstoff *Trypoflavin*, den man einnimmt und der durch die Nieren ziemlich unverändert ausgeschieden wird und daher seine desinfizierende Wirkung beibehält. Weiterhin wird ein sexualhormonfreies Prostatasekret namens *Reverin* als Einspritzung empfohlen. Eine Statistik über 25 chronische Fälle besagt, daß 16 beschwerdefrei wurden. Die Statistiken über diese Krankheit zeichnen sich alle durch erstaunlich wenige Krankenfälle aus, weil diese Krankheit doch recht selten ist, jedoch die Patienten oft jahrzehntelang plagt. Weitere Maßnahmen bei dieser Erkrankung:

Vor allem spielen Abführmittel eine große Rolle. Z. B. wäre es sinnlos, Krampfadern, Hämorrhoiden und Prostatitis zu behandeln, wenn der Darm nicht frei von Gärungen, Blähungen und Verstopfung ist. Ein dieser Art gefüllter Darm führt zu einer Stauung des venösen Blutes und verhindert die Heilung. Nicht gleichgültig ist, welches Abführmittel man anwendet. Es sollen vor allem keine Abführmittel sein, die direkt auf den Dickdarm wirken, weil sonst eine weitere Blutstauung im Unterleib erfolgt. Zu solchen Abführmitteln gehört vor allen Dingen Aloe. Aloe empfiehlt man mit Vorliebe denjenigen Patientinnen, die an trägem Stuhlgang und an verzögerter oder zu schwacher Periode leiden, weil Aloe die Blutansammlung im kleinen Becken fördert. Für unsere Zwecke müssen wir uns jedoch an die kühlenden Abführmittel halten, zu denen vor allem das uralte Glaubersalz gehört, welches die Galle heftig anregt. Zwar soll man es nicht häufiger als einmal wöchentlich nehmen, weil es zu drastisch in seiner Wirkung ist. Die gallentreibenden Abführmittel oder sogenannten Blutreinigungstees, die aber keine Aloe enthalten dürfen, sind die richtigen, für diese Krankheit geeigneten, Mittel.

Bei chronischen Entzündungen, die nicht vor- und rückwärts gehen, erzeugen wir gerne künstliches Fieber, um dadurch eine Steigerung der weißen Blutkörperchenzahl zu erreichen, welche sämtliche Entzündungen auszuheilen pflegen. Bei einer chronischen Prostatitis bildet der Organismus keine erhöhte Zahl dieser weißen Blutzellen, genannt Leukozythen, und wehrt sich daher nicht mehr.

Eine ausgezeichnete Methode ist der fast vergessene Blutegel. Man setzt 6 Blutegel an den Damm zwischen Hoden und After und erreicht dadurch, daß einerseits gestautes Blut durch eine ziemlich heftige Blutung abgeleitet wird, aber was viel wichtiger ist, daß die tiefen Gewebe, einschließlich der Prostata, durch den Speichel der Blutegel viel besser durchblutet werden, weil das Blut örtlich dünnflüssig wird.

Eine allgemeine Herabsetzung der Gerinnbarkeit des Blutes durch Tabletten, wie sie Herzinfarktkranke erhalten, hat bei dieser Krankheit gar keinen Wert.

Von Medikamenten verdienen diejenigen Beachtung, die teilweise auch bei der Prostatavergrößerung angewandt werden. Wahrscheinlich deswegen, weil das Wesentliche der Wirkung darin besteht, daß der Unterleib, zu dem auch die Blase gehört, besser durchblutet wird, Stauungen beseitigt werden und der ganze Prozeß wieder aktiviert wird. Am besten hat sich das Präparat *Urgenin* bewährt. Es besteht im wesentlichen aus Früchten einer niederstämmigen Palme, die in den Südstaaten Amerikas wächst. Lateinisch heißt sie *Sabal serrulatum*, dazu kommt noch ein Präparat aus der *Echinacea*. Man erreicht ganz schöne Erfolge mit diesen jahrhundertealten Mitteln, die weitgehend vergessen sind. Nicht unerwähnt sollen die Kürbiskerne bleiben, die besonders im Süden Europas als Spezifikum dieser Krankheit gelten.

Trotz aller dieser Aufzählungen bleibt ein Teil der Prostatakranken ungeheilt. Die Narben in der Drüse verbergen die enthaltenen Keime, auch bilden sich Klappen an den Ausführungsgängen, so daß Stauungen entstehen können.

Die gesamte Lebensweise muß bei einem Kranken mit einer chronischen Prostataentzündung geändert werden. Das Autofahren ist möglichst einzuschränken. Wesentlich besser ist Straßenbahn und Autobusfahren, wobei der Patient möglichst steht. Geschlechtsverkehr ist einzuschränken, wenn eine Überreizung vorliegt. Der begleitende Schmerz weist auf die Schädlichkeit hin. Alkohol darf überhaupt nicht getrunken werden. Kalte Getränke müssen vermieden werden. Das Essen soll leicht sein, scharfe Gewürze sind auszuschalten.

Als Arzt muß man sich hüten, die Diagnose chronische Prostatitis aufgrund des Schmerzbefundes des betastenden Fingers zu stellen. Es gibt eine große Zahl von sexuellen Neurasthenikern, die ihr diesbezügliches Versagen auf die Prostata projizieren. Einerseits durch die Drei-Glas-Probe und andererseits durch die Untersuchung des Prostatasekretes nach der Massage läßt sich die Diagnose verhältnismäßig einfach objektivieren. Sind die Befunde normal, so liegt keine Prostatitis vor. Es muß noch angeführt werden, daß als Folge einer chronischen Entzündung eine Drüse so weit vernarben kann, daß keine Absonderung mehr möglich ist. Auch dieses ist ein auffallendes und krankhaftes Symptom.

Die Therapie dieser chronischen Entzündung hat durch die Frischzellenbehandlung einen neuen Aufschwung erhalten. Wir müssen uns das so vorstellen, daß bestimmte Drüsen, z. B. die Leber, der Mutterkuchen und die Geschlechtsdrüsen junger, geschlechtlich unreifer, männlicher Tiere eine außerordentliche Heilungskraft auf chronisch entzündliche Prozesse haben. Z. B. heilt ein jahrzehntealtes Magen- oder Zwölffingerdarmgeschwür, das allen Behandlungsversuchen getrotzt hat, durchschnittlich in drei Wochen aus. Sehr eindrucksvoll ist ein Erlebnis mit einem außerordentlich seltenen Röntgenverbrennungsgeschwür, welches auf dem rechten Schulterblatt seit vierzig (!!) Jahren bestanden hatte und im Begriff stand, krebsartig zu werden. Drei Einspritzungen embryonaler Leber und drei Einspritzungen vom Mutterkuchen genügten, und innerhalb von zwei Monaten verheilte dieses Geschwür und ist seit über sieben Jahren verheilt geblieben. Es ist also nicht verwunderlich, wenn ein chronischer, nicht heilender Prozeß in der Vorsteherdrüse durch diese Aktivierung von Heilkräften gesund wird. Selbstverständlich muß die Frischzellenbehandlung mit einer Entgiftung des Magens und Darmes einhergehen, dazu sind große Mengen Vitamin A, E und Zink nötig und auch der regelmäßige Ansatz von Blutegeln zu Beginn der Behandlung. Die Blutegelbehandlung soll alle drei Monate wiederholt werden. Da die Krankheit jedoch wesentlich früher auszuheilen pflegt, so habe ich nur einen einzigen Patienten, der mir immer wieder Schwierigkeiten durch Rückfälle macht.* Alle übrigen sind gesund geworden und geblieben.

---

* Inzwischen ist auch dieser Patient genesen.

Prostatasteine

So klein die Ausführungsgänge der Prostata sind, so können sich auch dort Steine bilden, die folgende Erscheinungen verursachen: Der Harnstrahl wird wesentlich schwächer, das Urinieren schmerzhaft, und sehr leicht kann sich beim Durchtritt der Steine in die Harnröhre eine Blutung bilden, welche den Patienten zum Arzt treibt, da er fürchtet, einen Blasenkrebs zu haben. Die Diagnose für den Facharzt ist nicht ganz leicht, doch mit dem Spiegeln der hinteren Harnröhre möglich. Es gibt auch besondere Röntgenverfahren zum Darstellen dieser Steine. Liegen die Steine ungünstig und blockieren die Ausführungsgänge, so entsteht der Eindruck einer akuten oder rückfälligen Vorsteherdrüsenentzündung, jedoch fehlen dabei die typischen Harnbefunde.

In den Ländern, in denen die Tuberkulose wenig bekämpft wird, tritt die Tbc der Prostata erstaunlich häufig auf. Auch kann auf diesem Wege die Tuberkulose durch den Geschlechtsverkehr übertragen werden.

Eine chronische Gonorrhoe — Tripper — wie wir sie heute kennen, kann als Streuherd alle möglichen Krankheiten erzeugen. Die chronische Prostataentzündung ist besonders häufig bei einer bestimmten Art der Wirbelsäulenversteifung beteiligt. Diese Krankheit wird nach ihrem Entdecker *Bechterew* genannt. Sie befällt die gesamte Wirbelsäule, und alle Gelenke versteifen gleichzeitig. Der Kopf kann nicht mehr aufgerichtet werden und man beurteilt die Entwicklung des Leidens nach dem Blickwinkel zum Horizont. Meistenteils können die Kranken nur 30—45 Grad den Blick heben, sind also nicht in der Lage, den Himmel über sich zu betrachten. Man hat auch diese recht seltenen Kranken auf chronische Prostataerkrankung untersucht, da es sich um ein rheumatisch infektiöses Leiden handelt, und fand 83% der Patienten mit einer chronischen Prostataerkrankung, die meistenteils auf eine alte Geschlechtskrankheit zurückzuführen war. Vor der Zeit der Antibiotika-Anwendung gab es sehr häufig Thrombosen und sogar Embolien, die von der akuten Entzündung einer Vorsteherdrüse herrührten, und nicht selten zum Tode führten. Da wir heute die akuten Krankheiten mit Penicillin und ähnlichem beherrschen, ist diese Gefahr nicht mehr aktuell.

Die Niehans'sche Behandlung
der Prostatavergrößerung

Ehe wir uns der Frischzellentherapie zuwenden, müssen wir uns fragen, wieso und warum ist die Bouin-Steinach'sche Operation vergessen worden, die so viel Segen gebracht hat? Man erinnere sich, daß 52% aller Männer im Alter an den Folgen dieser Drüsenvergrößerung leiden. Auch heute noch lesen wir: „Oestrogen macht die Frauen jung". Es entspricht genau dem, was in den dreißiger Jahren geschah. Man will mit einem einzigen Medikament sämtliche Alters- oder Degenerationskrankheiten heilen. Das haben die Alchimisten auch schon versucht. Es ist schwer zu beurteilen, was diesen Vorgang so verlockend machen kann. Jeder Mensch unterscheidet sich vom anderen, jeder hat seine individuellen Seiten, der eine ist dick, der andere dünn, der eine groß, der andere klein, sie haben verschiedene Temperamente und Stoffwechsel, und alle sollen mit einem Hormon geheilt werden. Das stets zu wiederholende, einzunehmende oder einzuspritzende Hormon schwächte selbstverständlich die letzten Reste der eigenen Drüsentätigkeit. Nachdem Bouin und Steinach vergessen worden waren und man entdeckt hatte, daß das Altern keineswegs nur mit *einer* Drüse zusammenhängt, sondern beispielsweise gleichzeitig mit einer Leberschwäche, Blutdrucksteigerung und Gedächtnisabnahme, Vollblütigkeit oder Gelenkversteifung einhergehen kann, erfolgte ein Regen von Medikamenten verschiedenster Art auf den Kranken. Die meisten Medikamente bestehen aus sogenannten Substitutionspräparaten; d. h. dem Kranken werden Medikamente gegeben, die die Stoffe enthalten, welche dem Körper fehlen. Nicht jedoch wird der Organismus angeregt, das zu produzieren, was ihm fehlt. Da die Trägheit des Organismus zunimmt, wenn man ihm das gibt, was ihm mangelt, so türmen sich die Flaschen und Kästchen auf dem Schränkchen des Kranken zu Pyramiden. Ein Ende ist nicht abzusehen.

Eine Bresche in diese Form schlug Niehans mit seiner Zellulartherapie. Bisher hatte die Menschheit jahrtausendelang ihre Heilung durch Kräuter gesucht. Erst die Entdeckung von Niehans, daß der tierische Embryo und das gesunde Haustier uns die Organe und Drüsen zur Behandlung liefern konnten, die die eigenen darniederliegenden Organe und Drüsen aufbauten, ohne daß diese Behandlung alle drei Wochen wiederholt zu werden braucht, schuf neue Aspekte zur Behandlung chronisch Kranker, zu denen auch der Prostatakranke gehört.

Vereinigen wir jetzt die Erfahrung von Bouin, also die Operation mit der Frischzellenübertragung, so verändert sich die Perspektive der Behandlung von Alterskrankheiten und auch der Prostatavergrößerung erheblich. Nehmen wir z. B. die Depression. Die Altersdepression ist keine primär seelische Krankheit, sondern die Folge einer Leber- und Geschlechtsdrüsenschwäche, gleichgültig welchen Geschlechts. Würden wir in diesem Fall nur die Samenstrangunterbindung machen oder nur Zellen vom geschlechtsreifen jungen Tier spritzen, so wäre das zu wenig. Hier müssen wir die Leber durch embryonale Leberzellen vom ungeborenen Tier anregen. Gleichzeitig ist auf eine Entschlackung und Entgiftung des Magens und Darmes zu achten, welche sich durch belegte Zunge, Blähmagen, Blähdarm, Verstopfung und Appetitmangel äußern; außerdem sind fehlende Vitamine zu geben, und so rundet sich das Bild einer

Ganzheitsbehandlung, in der herzlich wenig Chemie und sehr viel Natürliches vorkommt. Dafür ist der Erfolg langjährig, wenn nicht bleibend.

Bei der Prostatavergrößerung können wir ebenso vorgehen. Hier geben wir reichlich Geschlechtsdrüsen vom jungen, geschlechtsreifen Tier in Form von Einspritzungen, dürfen aber nie vergessen, die Leber zu beachten, weil sie im Hormonstoffwechsel eine entscheidende Rolle spielt, indem sie einen Überschuß derselben in gallensaure Salze abbaut und in den Darm ausscheidet. Bewährt hat sich nach Niehans' Vorschlag das gleichzeitige Einspritzen vom Mutterkuchen mit den männlichen Geschlechtsdrüsenzellen. Die Funktion der Geschlechtsdrüsenzellen ist klar. Sie regen die daniederliegenden Funktionen der Zellen des Kranken an, und zwar in der ihnen eigenen Vielgestaltigkeit und Vielschichtigkeit. Das Sexualhormon kann selbst den ältesten Greis in größte Erregung versetzen, die bei einem dadurch erzeugten Geschlechtsverkehr zum Gehirn- oder Herzschlag führen kann, wobei alle übrigen Funktionen der Geschlechtsdrüsen unberücksichtigt bleiben. Eine der wichtigsten derselben ist die Regelung der Durchblutung des gesamten Organismus, also auch der Blase und der Prostata.

Da dieses Hormon noch nicht hergestellt werden kann und beim alternden Menschen wesentlich wichtiger als das Sexualhormon ist — man denke nur an Herzinfarkt, Schlaganfall, Greisenbrand, Thrombose und Embolie — so sehen wir, wie einseitig die Sexualhormontherapie ist.

Eine weitere Wirkung der tätigen Geschlechtsdrüsen äußert sich im geistigen Erscheinungsbild des alternden Mannes. Wer kennt nicht den gebeugten, senilen Greis und den geistig und körperlich straffen alten Mann gleichen Alters? Das sind keine Zufälle, sondern ein krankhaftes oder ein normales Erscheinungsbild. Das Krankhafte wird häufig durch eine Prostata-vergrößerung mit einem erheblichen Resturin durch Harnverhalten erzeugt. Dabei tritt eine Passivität, Schläfrigkeit und Apathie und Durst auf. Viele meiner Patienten, die ich nach Niehans behandelte, konnten bereits in der ersten Nacht nach den Zelleneinspritzungen unbehindert Wasser lassen und blühten geistig wieder zu frischen, alten Menschen auf, ohne in sexuelle Übersteigerung zu geraten, wie es die Hormone bewirken.

Bei dieser Gelegenheit muß über die Geschlechtsdrüsen der Frau gesprochen werden. Das Aussetzen der monatlichen Regel wird vielfach als Absterben der Eierstöcke mißverstanden. Die Tatsache, daß Frauen mit 65 und 70 Jahren an gutartigen Eierstockszysten operiert werden müssen, beweist das Gegenteil. Bei der Frau hört mit einem bestimmten Alter die Fortpflanzungsfähigkeit auf, beim Mann theoretisch nie. Trotzdem können die Eierstöcke weiterleben und selbst gutartige Wucherungen erzeugen. Die Frau ist mit dem Durchblutungshormon wesentlich besser ausgestattet als der Mann. Erst wenn der weibliche Hormonspiegel bei der über 70jährigen Frau im Absinken ist und eine relative Erhöhung des männlichen Hormonspiegels eintritt, der sich durch gelegentlichen Haarwuchs im Gesicht äußert, tritt die Gefahr des Herzinfarktes in gleichem Maße auf wie beim Mann im gleichen Alter. Wir wissen, daß die Gefahr des Herzinfarktes beim Mann am höchsten zwischen 50 und 60 ist und mit zunehmendem Sinken des männlichen Hormonspiegels nachläßt. Mit 70 Jahren scheinen die Hormonspiegel bei Mann und Frau sich gleich zu verhalten, wodurch die Krankheit in gleicher Häufigkeit auftritt.

Nicht vergessen wollen wir, daß mit 70 Jahren bei jedem Mann aufgrund der erwähnten Hormonverschiebung eine

Prostatavergrößerung auftritt, die im allgemeinen gutartig zu nennen ist, wenn sie nicht krebsartig verläuft.

Ein bildlicher Vergleich: Die Natur unterbindet die Fruchtbarkeit der Frau mit ca. 50 Jahren, aber sie kastriert sie nicht. Wir können uns keine 70jährige junge Mutter vorstellen.

Der Mann produziert bis ins höchste Alter Fruchtbarkeitszellen, das sind Samenzellen. Wir können uns leicht einen rüstigen 70jährigen jungen Vater vorstellen. Trotz dieser Tatsache kann bei einem alterskranken Mann die Produktionsenergie der Samenzellen so groß sein, daß die Abwehrkraft gegen Greisenkrankheiten gemindert wird. Umgekehrt: Unterbrechen wir beim alten Mann seine Fortpflanzungszellenausscheidung durch die Unterbindung der Samenkanälchen an deren Austrittsstelle aus den Hoden, so versetzen wir ihn in die Lage der Frau nach den Wechseljahren.

Sollte das die Ursache der jungen Großmütter und alten Großväter sein?

Aufgrund dieser Unterbindung steigt der männliche Sexualspiegel der Leidig-Zellen, wodurch die Prostata an Größe abnimmt und das Wasserlassen normal wird.

Noch eine Frage muß in diesem Zusammenhang erwähnt werden: Die Furcht des Mannes, Hitzewallungen zu bekommen, wenn er in einen ähnlichen Zustand versetzt wird, indem sich die Frau nach den Wechseljahren befindet. Die Angst ist unbegründet, weil die Hitzewallung nach Aschner folgendermaßen zustande kommt: Monatlich verliert die Frau vor dem Klimakterium ein bestimmtes Quantum Blut, welches durch das Knochenmark ersetzt wird. Mit dem Erlöschen der monatlichen Blutung erlischt in seltenen Fällen die Tätigkeit des Knochenmarks. Das überschüssige Blut sucht durch Herauspressen des Serums — der Schweißausbruch — sich zu erleichtern. Das ist die Hitzewallung. Das einfachste Mittel dagegen ist alle Halbjahr ein kleiner Aderlaß. Die hormonelle Behandlung macht gelegentlich unangenehme Begleiterscheinungen, wie Bartwuchs und Stimmbruch. Da Männer kein Blut verlieren, bekommen sie keine Wallungen.

Wie wir gelesen haben, kann sich der alternde Mann durch Unterbindung des Samenstranges an einer ganz bestimmten Stelle vor vielen Alterskrankheiten und einer Vergreisung schützen. Dieses kann man nicht bei Frauen tun, weil der Organismus selbst das monatliche Ausstoßen der Eizelle in den Wechseljahren einstellt. Durch die Unterbindung beim Mann kann vor allen Dingen die physiologische, also natürliche, aber gefährliche Prostatavergrößerung, welche zum Harnverhalten führt, eingedämmt werden. Da bei der Frau eine solche Gefahr nicht besteht, ist dieser Eingriff weder nötig noch erforderlich. Der Versuch, andere Alterskrankheiten der Frau mit Sexualhormonen zu behandeln, bleibt häufig erfolglos, weil die übrigen gealterten Organe und Drüsen nicht mit berücksichtigt werden. Nicht selten erlebt man es, daß Frauen über ein sehr häufiges Wasserlassen klagen. Da sie keine Prostata haben und eine chronische Blasenentzündung durch eine einfache mikroskopische Untersuchung leicht auszuschließen ist, stehen wir hier vor einem gemeinsamen Problem der alternden Frau und des alternden Mannes, wenn er nicht an einer Prostatavergrößerung oder Harnröhrenverengung leidet. Es liegt hier bei beiden eine schlechte Durchblutung des kleinen Beckens vor. Als Begleiterscheinung sind meistenteils kalte Füße, leichtes Frieren und pelzige Hände zu finden. Nicht selten fehlt auch das Haut- und Schleimhautvitamin, welches sich durch starke Lichtempfindlichkeit und gelegentlich durch schlechte Dunkelsichtigkeit und Hautjucken am After äußert. Die besten Erfolge bei die-

sem Leiden hat man mit einer entsprechenden Frischzellenbehandlung, welche ganz auf die bessere Durchblutung des Organismus ausgerichtet ist. So erhält der Mann z. B. Geschlechts-
zellen vom jugendlichen sexuell reifen Tier, Mutterkuchen und
andere Zellen eingespritzt und die Frau Gelbkörper vom Eierstock, gleichfalls Mutterkuchen und je nach Körperkonstitution
noch andere Zellen injiziert.

Das Prostatafibrom

Die Prostatavergrößerung wird in drei Arten eingeteilt: Das *Prostata-Adenom* ist die weiche, zur Stauung neigende, sich schnell vergrößernde, häufigste Prostatakrankheit des Alters. Diese Krankheit spricht am besten auf die oben angeführte Zellulartherapie an, kombiniert mit der Bouin'schen Operation, örtlichem Ansetzen von Blutegeln und einer Gabe von entsprechenden Vitaminen und Spurenelementen.

Das *Prostatafibrom* besteht in einer Vergrößerung und Vermehrung des *Bindegewebes* der Drüse im Gegensatz zum vorher angeführten Adenom, bei dem der *Drüsenanteil* wuchert. Da das Bindegewebe derb ist, wird die Prostata zum derben höckerigen Knoten. Untersucht man den Kranken vom Darm aus, so ist der Unterschied leicht festzustellen. Beide Arten sind gutartig. Beide Drüsen verschieben sich spürbar auf ihrer Unterlage, wenn der Patient etwas preßt. Diese mögliche oder mangelnde Verschieblichkeit ist ein außerordentlich wichtiger Hinweis auf Gut- oder Bösartigkeit.

Der *Prostatakrebs* ist meist flächig, kaum vergrößert und, wie die beiden angeführten Drüsen, völlig schmerzlos. Jedoch verschiebt er sich beim Pressen nicht. Da er meist klein ist, so genügt bei einem Verdacht auf Krebs nicht etwa eine Blutuntersuchung, sondern ein Facharzt muß unbedingt hinzugezogen werden, um eventuell eine Behandlung einzuleiten.

Ein Drittel aller krebskranken Männer erkrankt am Prostatakrebs und stirbt an seinen Folgen. Es gehört deswegen zu jeder Untersuchung eines über 50jährigen Mannes die Prostatabegutachtung, wenn der Arzt sich seiner Verantwortung bewußt ist. Auf die Behandlung eines Prostata-Adenoms, das ist die weiche Prostata, deren Drüsenanteil sich vergrößert hat, wurde hingewiesen. Der Versuch, sie mit männlichen Hormonen zu verkleinern, ist fehlgeschlagen. Zuverlässiger und wesentlich langwirkender hat sich die Übertragung von Zellen aus dem Gewebe geschlechtsreifer junger Tiere erwiesen.

Anders liegen die Verhältnisse beim Prostatafibrom, d. h. bei der Prostata, bei welcher sich das Bindegewebe besonders stark entwickelt. Diese Drüse ist nicht mehr in der Lage, sowie die weiche vorher besprochene, sich zurückzubilden. Hier hilft nur die Beseitigung des Abflußhindernisses. Die älteste Methode und gleichzeitig die gefährlichste ist das Kathetrisieren. Der Katheter ist kräftig genug, das Hindernis zu überwinden und der Blase einen Abfluß zu erzwingen. Es gibt zwei Möglichkeiten für den Kranken.

1. Es wird ein Dauerkatheter eingeführt. Es ist der Technik nun endlich gelungen, einen zuverlässigen Katheter zu finden, welcher sich in der Blase entfaltet und nur auf Wunsch entfernt werden kann. Die meisten Katheter werden nur bei starkem Harndrang eingeführt und wieder herausgenommen. Immer wieder versucht man von ärztlicher Seite mit unzulänglichen Mitteln, diesen Vorgang zu verhüten. Das wiederholte Kathetrisieren, besonders vom Kranken selbst, birgt die große Gefahr einer Blaseninfektion, welche durch das Einführen des unsterilen Katheters in die Blase entsteht. Ist eine solche Infizierung erst eingetreten, so gibt es praktisch keine Heilung. Im Gegenteil, die Infektion der Blase steigt über die Harnleiter in die gestauten Nierenbecken. Wir haben jetzt das Bild einer chronisch eitrigen Nierenbecken- und Blasenentzündung, die durch keinerlei Maßnahmen gelindert oder bekämpft werden kann.

Die Ursache dieser Unheilbarkeit liegt immer wieder im Katheter, der neue Bakterien in die Blase einschleppt. Stellen wir uns jetzt den greisenhaften Mann mit der vergrößerten Prostata und dem schlechten Harnfluß vor, von gelegentlichen Fieberschüben geschüttelt, so ist es begreiflich, daß dessen Leben zu Ende geht. Leider kommen sehr viele Kranke erst in diesem Zustand in die Klinik oder zum Arzt.

2. Die eigentliche Prostataoperation. Sie ist ein großer chirurgischer Eingriff, dem nur ein kräftiger Mann gewachsen ist. Sie wird folgendermaßen ausgeführt:

Oberhalb des Schambeines wird eine Öffnung in die Blase gemacht, die so groß ist, daß der Zeigefinger des Chirurgen oder Urologen ohne Schwierigkeiten in die Blase eindringen kann. Ist dieser Eingriff geschehen, wird die große Prostatadrüse mit der Fingerkuppe ausgeschält. Dieses ist eine der wenigen Operationen, bei denen der Chirurg nichts sieht, sondern nur fühlt, was er tut. Im Vergleich zu vielen anderen Operationen, bei denen mit allerfeinsten Instrumenten und selbst mit optischen Geräten gearbeitet wird, wirkt sie erstaunlich primitiv. Sie hat sich trotzdem bewährt und wird in weit über 90% der Fälle angewendet, die sich operieren lassen müssen.

Es gibt auch eine andere Methode, nämlich die Operation vom Damm aus. Hier wird ein dicker Katheter in die Blase eingeführt und die ganze Drüse unter ständiger Sicht des Chirurgen mit Instrumenten freipräpariert, weil es nicht zu vermeiden ist, daß die Harnröhre während der Operation einmal durchschnitten werden muß. Nach beendeter Operation werden Harnröhre und Wunde sorgfältig vernäht. Bei beiden Operationsmethoden wird ein Katheter in die Blase eingeführt. Im ersten Fall um Blutgerinnsel auszuspülen, im zweiten Fall, um die Nahtstelle der Harnröhre vor dem Urin zu schützen, da es sehr leicht Harnfisteln gibt. Unter einer Fistel versteht man das Absondern bestimmter Flüssigkeiten über einen unnormalen Weg. In diesem Fall würde es bedeuten, daß der Urin nicht durch die Harnröhre, sondern durch die Wunde am Damm entleert wird. Fisteln entstehen auch bei Dickdarmoperationen, wobei sich Kot durch dieselben entleert. Das sehr Merkwürdige und Unterschiedliche dieser Fistel ist, daß die sehr übelriechende, unappetitliche Kotfistel eine enorm spontane Heilungstendenz hat, während die ästhetischere Harnfistel praktisch niemals verheilt. Das ist der Grund, weswegen auch heute noch die Operation nach Gefühl durch die geöffnete Blase bei herz- und blutdruckgesunden Patienten bevorzugt wird. Um den Herzkranken und durch chronische Eiterung Geschwächten helfen zu können, erdachte sich der französische Urologe Luys die Methode, mit Hilfe eines optisch kontrollierbaren Rohres und einer elektrisch geladenen Schlinge die Prostataverengung abzuhobeln. Die ganze Operation verläuft sozusagen unter Wasser. Da nämlich das austretende Blut die Optik trüben würde, muß die elektrische Schlinge laufend umspült werden. In dünnster Schicht wird ein Blättchen nach dem anderen abgehobelt, bis die Passage so weit freigelegt ist, daß der Urin beschwerdefrei abfließen kann. Diese Methode ist im Laufe der Jahre zunehmend verbessert und verfeinert worden und hat sich als ungeheuer segensreich ausgewirkt. Während früher 80% der infizierten Prostatakranken die Operation nicht überlebten, sind es heute vielleicht 5—10%, die daran sterben. Es ist leicht verständlich, daß ein solcherart Operierter, der durch wiederholtes Kathetrisieren infiziert wurde, jetzt, da er wieder unbeschwert Wasser lassen kann, mit Erfolg seine Nierenbecken- und Blasenentzündung behandeln kann.

Mit begreiflicher Erleichterung werden Prostatakranke diese

Zeilen lesen. Sie sollten sich aber nur auf die seltenen Prostata-fibromkranken beziehen, deren Prostata nicht mehr rückbildungsfähig ist. Wir wollen nicht vergessen, daß die Prostata-vergrößerung eine natürliche Alterskrankheit ist, die durch eine Verschiebung des hormonellen Gleichgewichtes zustande kommt.

Die Steinach'sche Operation
in der Sicht des modernen Menschen

In den zwanziger Jahren, als die Sterblichkeit der Prostata-
operierten mehr als 70% betrug, weil sie ungleich schwerer und
größer als heute war, entdeckte der französische Arzt Bouin im
Elsaß eine Methode, die diesen fast „mörderischen" Eingriff
ausschaltete. Einerseits ist bekannt, daß fast sämtliche Haus-
tiere, soweit sie nicht kastriert sind, an Prostata-Vergrößerung
erkranken und an Schwierigkeiten der Blasenentleerung leiden
können. Andererseits gibt es kaum einen Prostatakrebs bei den
Tieren, aber umso häufiger bei den Menschen, wo er schwer
festzustellen ist. Bouin besaß einen alten Hund und beobachtete
dessen zunehmende Prostatabeschwerden. Dieselben äußerten
sich im häufigen Wasserlassen, einer zunehmenden Vergreisung,
Frösteln, Unlust am Spiel und Appetitlosigkeit. Es ist mir nicht
bekannt, wieso dieser französische Arzt auf die einfache und
daher geniale Idee kam, die Samenkanälchen an der Austritt-
stelle aus dem Hoden vor Eintritt in die Nebenhoden zu unter-
binden. Wie bereits erwähnt, treten 12 bis 15 Kanälchen zu
einem Bündel geschlossen aus der männlichen Keimdrüse in der
Länge von $1/2$ cm. Danach entwickeln sich unendlich viele enge
Windungen dieser Kanälchen, die am Hoden angewachsen sind.
Dieser Teil wird dann Nebenhoden genannt.

Tritt eine Infektion von der Prostata aus durch die Samenstränge in den Nebenhoden ein, so kann sie eine ganz große
Entzündung mit hohem Fieber und Schmerzen erzeugen.

Bei jeder Prostataoperation besteht diese Gefahr, und daher wird der Samenstrang, der aus dem Nebenhoden austritt und zur Prostata führt, vorbeugend durchschnitten, und es bleibt dem Kranken die Gefahr einer Infektion erspart.

Kehren wir noch einmal zur Prostataoperation zurück, so ist sie ein unbedingt lebensrettender Eingriff, und das Verdienst des Urologen soll nicht geschmälert werden. Andererseits fragen wir uns, warum wartet der Urologe, bis der Resturin 150 ccm beträgt und operiert nicht schon bei 20 ccm? Dieses hat seine Begründung im Zeitgewinn. Erfahrungsgemäß weiß man, daß sich beginnende Prostatabeschwerden durch Medikamente, Vitamine, Hormone, Diät und verschiedene Pflanzen über Jahre hinausziehen lassen, ehe sie gefährlich werden. Trotzdem wissen wir, daß es aussichtslos erscheint, mit den üblichen Mitteln der Apotheke die Krankheit zu verhindern. Angesichts dieser Tatsache ergibt sich erneut die Frage: Warum nicht schnell und vorbeugend operieren, um beispielsweise erst nach 5 Jahren die Operation zu riskieren, während der Patient älter und nicht stärker geworden ist? Der wahre Grund liegt im seelischen Verhalten des Operierten. Der größte Teil der an der Prostata Operierten erleidet einen sogenannten „Knick" in seiner Persönlichkeit. Dieses bedeutet: Es tritt eine spürbare Versächlichung ein. Der Schwund des männlichen Potentials, auch der Potenz, kann auftreten, das Nachlassen der Phantasie, die Initiative, die „Stoßkraft" im Beruf u. a. m.

Ganz gleich, welche Operation ausgeführt wird und in Zukunft ausgeführt werden kann, keine einzige hat Einfluß auf den hormonellen Haushalt. In der heutigen Zeit sollten wir nicht nur die jungen Großmütter, sondern auch die jungen Großväter haben, die in der Lage sind, dem so großen Teil berufstätiger junger Ehepaare zu helfen. Vielleicht ist es überspitzt bei Niehans, wenn er allen Männern über 60 empfiehlt, sich die Unterbindung des Nebenhodenkopfes vornehmen zu lassen; darüber sagt er wörtlich: „Wenn wir bedenken, daß bei *jeder* Ejakulation (Samenerguß) bis zu 225 Millionen Spermatozoen abwandern, so können wir ermessen, welch ungeheure Schätze an Sertoli-Zellen-Hormon nach der Ligatur (Unterbindung) dem eigenen Organismus zugute kommen.*

Statt Nachkommen Leben zu geben, schenkt sich der alternde Mann selbst neues Leben, das nicht nur seinen eigenen Zellenstaat verjüngt, sondern auch die männliche Hormon-Komponente so stärkt, daß die Beschwerden der Prostatahyperthropie verschwinden. Die Ligatur (Unterbindung), in Lokalanästhesie (örtliche Betäubung), technisch richtig ausgeführt, kann auch bei gebrechlichen alten Leuten im hohen Alter ohne Gefahr und schmerzlos ausgeführt werden. Meine Mortalität (Todesfälle) ist null, der älteste meiner Patienten zählt 86 Jahre.

Die Art der Heilung ist eine klinische, d. h. die Beschwerden verschwinden, selbst wenn die Prostata sich nicht zur Norm zurückbildet. Für die Patienten kann es schließlich gleichgültig sein, wie einmal, nach ihrem Tode, der Pathologe ihre Prostata beurteilt. Dankbar jedoch sind sie, wenn sie wieder frei urinieren können."

Die Beobachtungszeit bei Niehans geht über 21 Jahre. Als Freund und Schüler von Prof. Niehans haben mich die von ihm berichteten Resultate bei den von ihm nach Steinach operierten Patienten — es handelt sich um mehr als tausend Männer — außerordentlich beeindruckt.

Eindeutig beobachtet man die Steigerung der Lebensintensität in jeder Beziehung nach diesem kleinen Eingriff. Trotzdem

---

* Dr. P. Niehans: „Alters-Hypertrophie paraprostatischer Drüsen- und Prostatakrebs", Medizinischer Verlag, Hans Huber, Bern, S. 11.

existiert zu wenig Schrifttum, um die Fernwirkung auf andere Organe zu kennen. Wir wissen z. B. nicht, wie ein Infarktkranker mit einer Prostatavergrößerung und einem gestörten Urinabfluß allein auf diese Operation reagieren würde. Wir wissen aber, daß wir zusätzlich zu einer breit angelegten Frischzellenbehandlung, die gleichzeitig die Durchblutung im Organismus fördert, das kranke Herz berücksichtigt, den Blutdruck senkt, über die eigene Kräftigung der Geschlechtsdrüsen mehr erreichen können als ohne diesen kleinen Eingriff.

Diese kleine Operation wurde öfter durchgeführt, mit erstaunlichem Erfolg. Ein Beispiel: Es handelt sich um Beschwerden ersten Grades, d. h. es bestand kein Resturin, jedoch häufiges nächtliches Wasserlassen, Nachlassen des Geschlechtstriebes, depressive Stimmung, leichte Herzschmerzen. Zwei Monate nach dem Eingriff ohne Frischzellenkur waren alle krankhaften Symptome geschwunden und der Patient — er war 62 Jahre alt — lebensfroh und aktiv ins Leben zurückgekehrt.

Die Kastration

Zu einer Zeit, als es noch keine Katheter gab, sahen die Ärzte auch nicht tatenlos dem Schicksal ihrer Patienten zu. Sie wußten nichts von Hormonen. Unbekannt war ihnen die Verschiebung der männlichen und weiblichen hormonellen Anteile, die zur Prostataentwicklung führen. Bekannt war ihnen aber, daß kastrierte männliche Tiere niemals am Harnverhalten litten, und so übertrugen sie diese Erfahrung auf den Menschen. In verzweifelten Fällen wurden die Patienten kastriert, und die Harnsperre verging. Die Erklärung dafür ist nicht schwierig zu finden. Durch das Ausrotten der Geschlechtsdrüsen, in denen männliche und weibliche Hormone zusammen erzeugt wurden, verschwand auch der gefährliche weibliche Anteil, welcher die Prostata zum Wuchern veranlaßt, woraufhin die Rückbildung erfolgte.

Es ist beobachtet worden, daß durch Kriegsverletzung kastrierte Männer nie an einer Prostatavergrößerung erkranken und daß diese Männer nie einen Herzinfarkt bekommen. Daß sich jedoch bei diesen kastrierten Männern starke seelische und körperliche Veränderungen einstellen, ist einerseits von den Haustieren und andererseits aus dem Orient bekannt. Der Preis ist, jedenfalls heute, zu hoch. Jetzt bemühen wir uns, dem Mann sein hormonelles Gleichgewicht zu erhalten, wobei gleichzeitig Spannkraft und schöpferische Fähigkeit bestehen bleiben sollen, und ihm einen Schutz vor der verbreitetsten Alterskrankheit zu geben.

Das männliche und weibliche Hormon im Organismus

Bekannt ist, daß jedes Embryo zweigeschlechtlich angelegt wird und daß das männliche neugeborene Kind, welches durch mütterliche weibliche Hormone überflutet ist, eine vergrößerte Prostata hat. Diese Prostata entwickelt sich im Laufe des ersten halben Jahres und kommt durch die eigene Drüsentätigkeit zur Norm zurück. Im Laufe der Jahrzehnte verschiebt sich, wie schon häufig erwähnt, das Verhältnis zwischen männlichem und weiblichem Drüsenanteil zu Gunsten des stabilen weiblichen Anteils, wodurch die Prostatawucherung entsteht. Wir wissen, daß beim Prostatakrebs der Patient außerordentlich große Mengen weiblichen Hormons erhält in Form von künstlichen Präparaten, während gleichzeitig in schweren Fällen eine Totalkastration durch Operation oder Röntgenbestrahlung durchgeführt wird. Es tritt eine deutliche Verweiblichung der Männer ein. Der Bartwuchs schwindet, die Behaarung am Körper ändert sich, der Gesichtsausdruck wird anders, die Brüste entwickeln sich, aber niemals werden diese Männer homosexuell.

Wir berühren hier ein Problem, welches zur Zeit durch die Illustrierten übertrieben hochgespielt wird. Und wir fragen uns als Ärzte, wie die Drüsen dieser Männer aussehen und arbeiten. Als erster hat Steinach in den zwanziger Jahren eine Beobachtung beschrieben, in der behauptet wird, daß in den Hodenzellen dieser homosexuellen Männer kleine gelbkörperähnliche Zellen des weiblichen Eierstockes enthalten seien. Damit wäre aber wohl kaum dieses Problem als gelöst zu betrachten, da

Nebenniere und Hirnanhangdrüse (Hypophyse) bei der Tätigkeit der Sexualdrüsen sehr beteiligt sind.

Homosexuelle lassen sich sehr ungern behandeln, wenn ihnen gesagt wird, man versuche, ihre abartige Neigung in eine normale zu verwandeln. Einen einmaligen, höchst merkwürdigen Fall möchte ich beschreiben. 1949 besuchte mich ein kleines ältliches menschliches Wesen, dem weder Alter noch Geschlecht vom Gesicht abzulesen waren. Der sogenannte Mann war sein Leben lang Frauendarsteller in den allerbescheidensten Zirkussen gewesen. Beim Entkleiden und Untersuchen zeigte sich, daß er eine völlig weibliche weiße Haut, einen Ansatz zu Brüsten und — keine Hoden hatte. Er hatte sich 1944, als der NS-Staat diese abartigen Menschen irrsinnigerweise als Verbrecher behandelte, freiwillig kastrieren lassen. Sofort danach verfiel er in eine schwere passive Depression. Es war bewundernswert zu sehen, wie in den schwersten Nachkriegsjahren seine Kameraden sich seiner annahmen. Er selbst hatte als einzige Bleibe nur eine durch einen schmutzigen Vorhang abgeteilte Ecke des Wohnraumes, wo er nichts als eine ungepflegte Bettstelle besaß.

Einige Monate vor dieser Begegnung hatte ich die Niehans'sche Frischzellentherapie übernommen und war felsenfest überzeugt, daß ich ihn auf diese Weise zu einem wirklichen Mann machen könnte. Er erhielt 6 Einspritzungen von den Hodenzellen eines kräftigen jungen Stieres, die er ausgezeichnet vertrug, und stellte sich nach zehn Tagen wieder vor. Sein Wesen war ganz verändert, er war vergnügt und unternehmungslustig, organisierte sich dann einen Wohnwagen nebst Bauchladen und fristete eine unendlich bescheidene Existenz. Die Depression war sofort für eine lange Zeit vergangen. Sein Alter war nach dem Paß 60 Jahre, er behielt seinen watschelnden weibischen Gang und da er ein völlig zeitloses Gesicht hatte,

wurde er abends laufend von Männern angesprochen und be-
lästigt, die eine Frau, aber keinen Homosexuellen suchten. Auf
meine Frage, nach drei Monaten gestellt, ob sich seine Liebes-
gefühle geändert hätten, gab er zögernd zu, daß das schon der
Fall sei. Er hätte nämlich gar keine mehr. Auf die Frage, ob er
sich jetzt besser fühle als vor den Frischzellen, meinte er, daß
er sich unvergleichlich wohler fühle, da er wieder arbeiten könne
und das Leben ihm Spaß mache. Auf meine letzte Frage, ob er
jetzt nicht viel zufriedener sei, als vor seiner Kastration, sagte
er, so könne nur einer fragen, der nicht kastriert sei. Aus dieser
merkwürdigen Krankengeschichte lernte ich, wie es auch viele
meiner Kollegen beobachten, daß man durch weibliche Hormone keinen Homosexuellen erzeugen kann und daß man
durch männliche Hormone oder Frischzellen aus männlichen
Drüsen Homosexuelle „heilen" kann. Die Homosexualität ist
keineswegs nur auf den Menschen beschränkt. Im Tierreich sind
vielerlei Beobachtungen gemacht worden, wie sich das Geschlecht
von selbst ändern kann. Schon 1911 wies Aschner — und viele
Forscher nach ihm — weibliche Hormone in Extrakten der
männlichen Geschlechtsdrüsen nach. 1934 wurden große Mengen
weiblicher Hormone im Harn geschlechtsreifer Hengste gefunden. 1927 und 28 wurden in der Galle des Mannes abgebautes
weibliches Hormon gefunden. Ebenso fand ein Franzose in jedem Harn einer Frau männliche Hormone.

Eine bisexuelle Entwicklung findet man bei Schmetterlingen,
bei denen ein Flügel eine weibliche, der andere eine männliche
Zeichnung haben kann. Auch bei Vögeln sind halbseitige männliche und weibliche Prägungen beobachtet worden.

Besonders Schweine und Ziegen, aber auch Pferde können
bisexuell vorkommen. Merkwürdige Geschlechtsumwandlungen
werden bei Bienen durch Parasiten der Hoden erzeugt. Bei Krö-

ten wird zuerst der Eierstock angelegt, verkümmert später und dann entwickelt sich die männliche Geschlechtsdrüse beim gleichen Tier.

Bei einem Huhn wurde beobachtet, daß es zuerst Mutter und später Vater wurde, d. h. zu Beginn legte es Eier, später verwandelte sich sein Federkleid, der Kamm schwoll, und es wurde sogar befruchtungsfähig. Eine eigenartige Tatsache ist bei Fröschen beobachtet worden, die bei einer Temperatur von 10 Grad im Wasser sich zu Zwittern und männlichen Exemplaren mit Eiern in den Hoden entwickeln. Steigert man die Temperatur auf 27 Grad, werden auch Froschweibchen im Verlauf von einigen Wochen zu Männchen. Ihr ursprünglich angelegter Eierstock baut sich zu männlichen Geschlechtsdrüsen aus. Um auf die Homosexuellen zurückzukommen, sehen wir, daß diese Menschen keine Verbrecher sind, aber auch keineswegs unserer besonderen Anteilnahme bedürfen. Sie sind drüsenmäßig anders, von der Natur wahrscheinlich versehentlich, ausgestattet worden und haben daher auch andere Empfindungen.

Unendlich weise, wie die Natur ist, sorgt sie dafür, daß sich diese Menschen nicht vermehren und ihre Anlage nicht vererben können.

Dr. med. Hans Lothar

„Gestern ging's noch"

> „Wie geht's?"
> „Gestern ging's noch!"
> eine der albernsten,
> aber gebräuchlichsten
> Redensarten.

Neulich begegnete ich dem Direktor K., der schon seit sieben Jahren seine Pension bezieht und nach meiner Erinnerung dem weiblichen Geschlecht gegenüber stets sehr aufgeschlossen war. Unsere Unterhaltung streifte viele Gebiete, befaßte sich aber bei leichtem Augenzwinkern besonders eingehend mit seiner sexuellen Situation. Voller Stolz gestand mir der 72jährige Junggeselle, daß er ohne die geringsten Schwierigkeiten nach wie vor regelmäßig mit seiner Freundin verkehren würde. Unterschiede oder Abweichungen in seinen Lustempfindungen, in seiner Fähigkeit, die Partnerin zu befriedigen, seien im Vergleich zu anderen Lebensabschnitten bis jetzt nicht bei ihm in Erscheinung getreten.

Im Gegenteil, im Alter von 18 bis 30 Jahren hätte er manchen Frauen höchstwahrscheinlich erhebliche Enttäuschungen bereitet — aufgrund zu starker Erregung, mangelnder Erfahrung und oft ungünstiger Umwelteinflüsse. Erst später wäre er durch psychische Ausgeglichenheit, berufliche Sicherheit, bewußtere Lebensgestaltung und Körperbeherrschung imstande gewesen, die körperliche Vereinigung beliebig auszudehnen und die geliebte Frau wirklich zu befriedigen. Gleichzeitg wäre die Überzeugung hinzugekommen, daß höchstes Liebesglück erst durch die sichtbare und spürbare Empfindung ausgelöst wird, den Partner zur Ekstase geführt zu haben.

Begreiflicherweise wollte mein Gesprächspartner nun wissen, wie es auf diesem Gebiet um Männer im gleichen Alter, bzw. in den sonstigen Altersklassen bestellt ist.

Dazu ist zunächst zu bemerken, daß es grundsätzlich für die Potenz, d.h. für die Beischlafsfähigkeit des Mannes, keine Grenzen und Qualitätsmerkmale gibt, die vom Lebensalter abhängig wären. Man kann also nicht einfach sagen, mit 55, 65, 70 oder 75 Jahren sind alle oder die meisten Männer impotent. Kein Lebensabschnitt genießt in dieser Hinsicht exklusive Rechte oder Privilegien. Das jeweilige Lebensalter erlaubt somit zum Glück keine Aussage über Potenz oder Impotenz, über Intensität, Ausmaß und Reaktionszeit.

Ausschlaggebend für die Potenz ist vielmehr
der allgemeine Gesundheitszustand,
die berufliche Inanspruchnahme,
die physische Verfassung,
das Verhalten, die Eigentümlichkeit,
der Typ der Partnerin.

Ein herzkranker oder magenkranker Mann, ein Asthmatiker oder Rheumakranker wird unabhängig von seinem Lebensalter nur ganz bedingt potent sein. Ein beruflich sehr stark in Anspruch genommener Mann wird in gewissem Maße keine volle Potenz aufweisen. Wichtige Konferenzen, Verhandlungen vor Gericht, die Gewißheit um eine unheilbare Erkrankung (z. B. Diabetes, Tuberkulose, Krebs, Leukämie und dergleichen) oder die Mitteilung vom plötzlichen Tode eines Angehörigen oder Freundes werden ebenfalls wegen der damit zusammenhängenden seelischen Belastungen bei möglicherweise individuell verschiedenartigen Reaktionen die Potenz beachtlich beeinträchtigen. Ganz besondere Bedeutung kommt aber der Partnerin zu. Jedes kränkende Wort, jede Ungepflegtheit, jedes oberflächliche, lieblose Verhalten, jedes mangelnde Verständnis bedingen häufig eine Störung der Potenz. In allen solchen Fällen handelt es sich natürlich um eine relative Impotenz. Potenz setzt Gesundheit des Mannes voraus und erfordert bei nahezu allen Männern eine zärtliche, anschmiegsame Frau, die immer wieder zu erkennen gibt, daß sie die körperliche Vereinigung bejaht und bemüht bleiben will, mit ihren Reizen, ihrem Einfühlungsvermögen und mit ihrer Herzensgüte ihrem Mann, ihrem Geliebten schönste Stunden zu bereiten.

Fehlen diese Einsichten, mangelt es an gleichartigen Vorstellungen und echten Wünschen, so muß mit einer relativen Impotenz des Mannes gerechnet werden. Manche Ehefrau hat sich deshalb schon bei ihrer Freundin oder Mutter beklagt. Zu Unrecht, denn sie ahnte nicht, daß sie allein die Hauptverantwortung für sein Verhalten trägt. Auf der Suche nach der besseren Partnerin ist er nämlich zur gleichen Zeit bei anderen Frauen gern gesehen. Bei diesen Zuneigungen entfallen offensichtlich alle störenden Faktoren, und der Mann entwickelt höchste Potenz, weil er eine Frau umarmen darf, die ihn begehrt, die der Sexualität soviel Raum gewährt wie er.

Die Erhaltung der Potenz erfordert aber auch in einer harmonischen Ehe neue Anziehungspunkte, um über Jahrzehnte den Mann zu fesseln, sein Verlangen nach Liebkosungen stetig zu entfachen. Dazu gehört ein flottes Kleid, eine moderne Frisur, ein verführerisches Parfüm, ein gepflegter Körper, aber auch ein freundliches Wort, ein abwechslungsreich gedeckter Tisch, ein phantasievolles, ideenreiches Gespräch, ein gemütliches Zuhause.

Dabei wollen wir uns erinnern, daß es für den Mann im Gegensatz zur Frau aufgrund anatomischer Gegebenheiten viel schwieriger ist, in eine für die Vereinigung notwendige körperliche Situation zu gelangen. Daraus resultiert die Forderung, daß es in erster Linie die Frau sein muß, die nichts außer acht läßt, um die Atmosphäre zu schaffen, die der Mann benötigt, um ihr beglückender Partner zu bleiben. Die Bereitschaft zur körperlichen Vereinigung erfordert beim Manne Konzentration und den unmittelbaren Kontakt mit einer schwärmerischen, zärtlichen, sein Selbstbewußtsein hebenden, ihn mit allen Fehlern liebenden Gefährtin. Eine Ehe darf nicht zur Gewohnheit werden, denn Gewohnheit tötet die Leidenschaft. Natürlich gibt es auch eine echte Impotenz, z. B. bei Erkrankungen, gestörten Drüsenfunktionen, Arzneimittelnebenwirkungen, Erkrankungen des Nervensystems oder beim Mißbrauch von Genußgiften. Sie kann in jedem Lebensalter auftreten und erfordert die Behandlung durch entsprechende Fachärzte. Zusammenfassend sei hervorgehoben, daß es praktisch kein Nachlassen, keine Grenze der Potenz unter normalen körperlichen und seelischen Bedingungen in einem bestimmten Lebensalter gibt.

Wo uns aber eine Impotenz unter diesen Voraussetzungen dennoch begegnet, da handelt es sich nicht um ein echtes Unvermögen, den Verkehr auszuführen — diese Symptome des alternden Mannes stützen sich dann vielmehr auf Unlust, fehlendes Verlangen, auf Desinteresse der Partnerin, auf die großväterliche Würde, auf Gelassenheit, Zurückgezogenheit eines Witwers und vielleicht auch noch auf die ungerechtfertigte Befürchtung, durch Hormonverluste eventuell die Gesundheit zu schädigen und dadurch den Lebensabend verkürzen zu können. Die Potenz beinhaltet demnach nicht nur das Können, sondern auch das Wollen.

Die Impotenz

Sucht man in der Literatur nach organischen Testen, die auf eine Impotenz hinweisen, so gerät man in ganze Bibliotheken, die diese männliche Schwäche ausschließlich psychologisch enträtseln wollen. Wie wichtig die Psychologie ist, zeigt der oben angeführte Artikel. Es ist erstaunlich, wie mühsam man sich Teste zusammensuchen muß, die auf dieses organische Phänomen hinweisen.

Eine Parallele bietet das Bild der Depression (Schwermut). Auch hier werden häufig die abenteuerlichsten Zusammenhänge zwischen einem Kindheitserlebnis und dem Ausbruch einer Organschwäche konstruiert. Der größte Teil der Schwermut beruht auf einer Störung der Leber und der Geschlechtsdrüsen. Beispielsweise ist der Schwermütige immer impotent.

Von der Schwermut wissen wir, daß sie häufig periodisch, d. h. halbjährig auftritt, nämlich besonders im Herbst, um im Frühjahr zu vergehen. Gewiß trifft das nicht auf alle Schwermütigen zu, aber auf viele. Die Beteiligung der Leber äußert sich in einer verringerten Gallensekretion, daher Stuhlverstopfung und Vitamin-A-Mangelproduktion, die sich durch Lichtscheuheit äußert. Die Schwermut ist leicht zu behandeln, indem man durch eine Niehans'sche Frischzellenkur die Leber und die Geschlechtsdrüsen kräftigt, dazu noch die Leber durch gallentreibende Mittel anregt und durch Vitamin-A-Gaben Augen und Gehirn mit diesem lebenswichtigen Vitamin versorgt. Spätestens in 3—4 Wochen ist der Depressive geheilt. Dieses ist die biologische Betrachtung und Beeinflussung einer seelischen Krankheit, die organisch bedingt ist. Hier brauchen wir keine Teste klinischer Art, da uns der Kranke selbst seine Unterfunktionen schildert. Anders bei der Impotenz.

Im Laufe der Zeit hat sich der klinische Blick und Horizont für diese Erscheinung erweitert, so daß es möglich ist, Organisches und Seelisches voneinander zu trennen. Trotzdem soll man nicht glauben, daß das psychologische Moment unterschätzt werden darf.

Eine allgemeine Aufzählung der Möglichkeiten, die Impotenz organisch zu erklären, soll nun folgen.

Der Körperbautyp, die Haut und die Behaarung zeigen rein äußerlich einen Mangel der sekundären männlichen Merkmale an. Es gibt Männer mit einer weichen weiblichen Haut, mit dem Fehlen der Brustbehaarung, mit einer starken Neigung zum Fettansatz und ungewöhnlich kleinen Geschlechtsdrüsen. Das sind die Beispiele für eine verminderte männliche Keimdrüsentätigkeit. Diese Männer empfinden den Mangel des Geschlechtstriebes nicht, weil sie ihn einfach nicht haben.

Wir kennen die Kinder, Mädchen und Knaben, die in der Pubertät außerordentlich dick werden. Untersucht man sie, so findet man bei den Knaben häufig Geschlechtsdrüsen, die kaum aus dem Leistenkanal herausgetreten sind und praktisch verkümmern. Die Mädchen bekommen keine Periode. Bei diesen Kindern ist der Anreiz der Sexualdrüsenentwicklung, ausgehend von Zwischenhirn und Hypophyse, aus irgendwelchen Gründen ausgeblieben. In solchen Fällen lohnt es sich, die Mandeln der Kinder sehr genau zu untersuchen und beim Verdacht auf chronische Eiterung sofort zu entfernen. Es ist erstaunlich, wie häufig dieser Eingriff, d. h. die Beseitigung von Eiterherden, sich günstig auf Zwischenhirn und Hypophyse und Geschlechtsdrüsen auswirkt. Beim Erwachsenen können als Ursache für das Schwinden eines normal gewesenen Geschlechtstriebes Krankheiten in Frage kommen. Man hat den Eindruck, daß der Organismus alle Reservekräfte zum Bekämpfen der Krankheit verwendet und keine Kraft mehr zur Fortpflanzung hat. Dazu gehört vor allem die Zuckerkrankheit, hoher Blutdruck und Gefäßsklerose. Nieren- und Lebererkrankung zeigen das gleiche Resultat. Es wäre in solchen Fällen völlig sinnlos, wahrscheinlich sogar schädlich, durch Sexualhormone die Anregung des Sexus zu versuchen. Erst die Beseitigung der Grundkrankheit bringt wieder die gestörte oder eingesparte sexuelle Kraft in Ordnung.

An örtlichen Erkrankungen können Leistenbrüche, die bis in den Hoden hineingewandert sind, Wasserbrüche, Krampfadern der Hoden sehr ungünstig auf die Ernährung und Blutversorgung der Geschlechtsdrüsen wirken, so daß dadurch eine Impotenz entsteht. Nicht zu vergessen ist die Prostata, die als Folge eines Schwundes männlicher Hormone ins Wuchern gerät.

Können wir alle obigen Krankheiten ausschließen, so beginnt man mit der Wassermann'schen Reaktion. Eine uralte, nicht mehr ansteckungsfähige Syphilis kann die Drüsen zerstört haben. Das nächste sind die Leberfunktionsprüfungen. Aus unerklärlichen Gründen nimmt die Zahl der Leberkranken in der Bundesrepublik rapide zu. Einerseits wissen wir, was für wichtige Funktionen die Leber im Abbau der männlichen und weiblichen Hormone zu indifferenten Gallensalzen hat. Andererseits ist bekannt, daß ein Leberkranker bis zur Genesung vorübergehend seinen Geschlechtstrieb einbüßt aus der erwähnten Sparsamkeit der Natur.

Eine weitere Ursache kann die seltene Hypophysenvergrößerung durch eine Geschwulst darstellen. Das erkennt man auf dem Röntgenbild der Hypophyse. Die rein chemischen Untersuchungen nennen sich 17-Ketosteroidbestimmungen der Geschlechtsdrüsen. Weiterhin die Bestimmung der Gesamtkortikoide der Nebennieren und des Gonadotropins der Hypophyse. Dieses sind die serologischen Untersuchungen aus dem Blutserum. Nicht jede Impotenz ist sozusagen absolut. Der größte Teil der Patienten findet sich beim Arzt ein, wenn er ein spürbares Nachlassen seines Geschlechtstriebes empfindet und all die in Illustrierten angepriesenen Mittel vergeblich genommen hat. Es ist nun wichtig, z. B. beim Zuckerkranken, in einem Speziallaboratorium die Samenuntersuchung vornehmen zu lassen. Beim impotenten Mann, der nur aufgrund eines psychologischen Schocks seinen Geschlechtstrieb eingebüßt hat, zeigt die Untersuchung des Samens selbstverständlich ein völlig normales Bild. Umgekehrt treten beim Kranken und besonders beim Zuckerkranken unreife oder sogar pathologisch veränderte Formen dieser Zellen auf, die selbstverständlich zu keiner Befruchtung führen können.

Außer diesem mikroskopischen Bild gibt es noch eine chemische Untersuchung der Samenflüssigkeit, nämlich die Fruktosebestimmung. Unter dem Einfluß des gesunden männlichen Geschlechtsdrüsenhormons, des Testosterons, entwickelt sich in den Samenbläschen die Fruktose, welche sich beim gesunden Mann mit der Samenflüssigkeit vermischt und den außerordentlich wichtigen Faktor darstellt, welcher den Samenzellen die Eigenbeweglichkeit verleiht. Fehlt diese Spermaplasmafruktose, dann sind die Samenzellen unbeweglich und können keine Eizelle befruchten. Die Fruktose tritt bei der Pubertät auf und verschwindet bei der Kastration. Dieses beweist, daß ihr Erscheinen mit dem Vorhandensein gesunder männlicher Geschlechtsdrüsen eng verbunden ist.

Heute ist es sehr beliebt, beispielsweise die Leber zu punktieren und das Material unter dem Mikroskop zu untersuchen. Das Gleiche läßt sich mit den Geschlechtsdrüsen machen. Auch dabei lassen sich kleinste Teilchen herausstanzen und mikroskopisch beurteilen.

Aufgrund dieser vielen neuen und eingehenden Untersuchungen sind die Forscher der westlichen Welt zu zwar unterschiedlichen, jedoch sehr beachtlichen Resultaten über die Unfruchtbarkeit gekommen. Während bisher fast ausschließlich die Frauen als Ursache der Unfruchtbarkeit angesehen werden, ist erwiesen, daß in 30—60% der sterilen Ehen die „Schuld" auf den Mann zurückgeführt werden muß. Diese „Schuld" ist am frühesten durch das Nachlassen des Fruktosegehalts der Samenflüssigkeit zu erkennen. Bei jungen Männern zwischen 20 und 30 Jahren beträgt der Fruktosegehalt 2800 gamma pro ccm. Mit jedem Jahrzehnt sinkt dieser Gehalt, um mit 70 Jahren auf 800 gamma pro ccm abzusinken. Das bedeutet, daß bei einer gleichen Zahl von Samenzellen die Fruchtbarkeit des alten Mannes 3,5 mal geringer ist, als die des jungen. Wir haben jetzt eben das Beispiel am gesunden Mann erläutert. Tritt eine verfrühte Alterung ein, so kann man mit der Fruktosekonzentrationsprobe ein frühes Versagen der Geschlechtsdrüsen klinisch feststellen. Hier haben wir die Möglichkeit, streng psychologische und organische Störungen zu trennen. Erst wesentlich später tritt durch eine Verminderung der Samenflüssigkeit und die Schrumpfung des gesamten Hodens — also auch des weiblichen Drüsenanteils — eine *Verkleinerung* der Prostata ein.

Besonders deutlich führt uns der Zuckerkranke das verfrühte Altern vor. In diesem Fall meinen wir den zunehmenden Schwund des Geschlechtstriebes. Wir dürfen nie vergessen, daß die Geschlechtsdrüsen und deren Anhang, wie Nebenhoden, Samenbläschen, Prostata, keineswegs autonom sind. Sie werden von der Hypophyse und den Nebennieren gesteuert. Wir wollen auch nicht vergessen, daß außer den Sexualhormonen in den Geschlechtsdrüsen das Durchblutungshormon erzeugt wird. Der Mangel dieses Hormones verursacht die schweren Gefäßschädigungen, die beim Zuckerkranken weder durch Insulin noch durch die Antizuckertabletten aufgehalten werden können. Da die Zuckerkrankheit weitgehend mit der Hypophyse und dem Zwischenhirn gekoppelt ist, so erleben wir, daß ein Mangel des Hormons, welches die Geschlechtsdrüsen anregt, zu einem Schrumpfen derselben führt. Das innersekretorische Drüsensystem im Hoden versagt. Die Biopsie, d. h. das Herausstanzen eines winzigen Stückchens der Drüse, zeigt typische und schwere mikroskopische Veränderungen im Produktions- und Reifungsprozeß der Samenzellen, eine Verminderung der Samenzellen auf die Hälfte und eine Reduktion der Fruktose auf ein Drittel.

Bei einem Drittel der Zuckerkranken war die Prostata weitgehend zurückgebildet. Ein Viertel dieser Kranken zeigte spürbare Hodenverkleinerungen und 40% bekamen eine weibliche Behaarung des Körpers. Die Nebennierenhormonausscheidung zeigte eine Steigerung an. Der Organismus versucht den Verlust des Sexualhormons über die Nebenniere auszugleichen. Zwar ist das nicht möglich, weil die Normalausscheidung männlicher Hormone aus der Nebenniere nur $1/7$ der Geschlechtsdrüsen beträgt; d. h. die Nebenniere müßte siebenmal mehr männliche Hormone produzieren, um den Ausfall der Geschlechtsdrüsen zu ergänzen, wozu sie fast niemals in der Lage ist.

Die große ungelöste Frage bei Zuckerkranken oder zu früh gealterten jungen Männern mit einem Versagen des ganzen Drüsensystems ist die Frage nach der Ursache. Darüber weiß man noch gar nichts.

Glücklicherweise ist man bezüglich der Behandlung bei jüngeren Männern nicht so hilflos. Führt man schulmedizinisch diesen nicht mehr funktionierenden Drüsen ein ganzes Jahr lang dauernd ihre Hormone zu, und zwar das Hypophysen- und das Geschlechtsdrüsenhormon, kombiniert mit hohen Vitamin-E-Dosen, dann besteht die Wahrscheinlichkeit, daß sie gesund werden können. Aufgrund dieser Tatsache kommt man zur Überzeugung, daß im Laufe von zwölf Monaten ein unbekannter Faktor aufgehört hat, störend auf den Hormonhaushalt zu wirken.

Die andere Behandlung wäre die, dem Organismus die Hypophyse eines männlichen gesunden Tieres und ebenso die Geschlechtsdrüsen, kombiniert mit der Nebenniere und der Leber eines ungeborenen Tieres, nach Niehans einzuspritzen und dem kranken Organismus so Aufbaustoffe zu geben, die sein Gleichgewicht wieder herstellen.

Also im ersten Fall geben wir dem kranken Körper die Endprodukte seiner Drüsentätigkeit, nämlich seine Hormone, und hoffen, daß der junge Organismus sich sozusagen im Schatten dieses Hormonspiegels erholt.

Mit den Frischzellen sind wir nicht an die Jugendlichkeit des Organismus gebunden, sondern können auch älteren Männern helfen, ihr Gleichgewicht wiederzufinden.

Nie dürfen wir dabei vergessen, daß gesunde Geschlechtsdrüsen mit ihrer vielfältigen Tätigkeit der beste Schutz gegen alle Alterskrankheiten sind.

Zum Schluß dieses Kapitels wollen wir die etwas abwegig erscheinende Frage stellen: Gibt es wirklich ein zuverlässiges Mittel, um impotent zu werden?

Mit dieser Frage sind die echten Drüsenschwächen gemeint, nicht diejenigen, die durch einen psychologischen Schock entstanden sind und die durch eine seelische Behandlung geheilt werden können. Es ist bekannt, daß sich viele ältere Männer, die über ein Nachlassen der sexuellen Kraft klagen, männliche Hormone aus der Apotheke einspritzen lassen.

Die größte Erfahrung mit der Wirkung der Sexualhormone auf das Drüsensystem haben die Frauenärzte. Man gab bis vor kurzer Zeit Frauen, die an zu schwacher und zu seltener Periode litten, zwei Jahre lang zweimal monatlich eine Hormonspritze. Das Ergebnis war, daß sich in diesen zwei Jahren die Periode regelmäßig zeigte. Setzte man mit der Behandlung aus, in der Annahme, daß sich die Eierstöcke erholt hätten, so entdeckte man, daß die Periode, die früher zögernd und unregelmäßig gewesen war, jetzt für immer fortblieb. Das alte Naturgesetz bewahrheitete sich: *Gibt man dem Organismus das, was er braucht, so produziert er nicht mehr das, was er haben muß.* Unter der ständigen Berieselung mit den Hormonen waren die Eierstöcke sozusagen eingetrocknet.

Die gleiche Beobachtung macht man an Patienten, die jahrelang Nebennierenhormonpräparate nehmen, die aus der Rinde dieser Drüse stammen. Besonders in den USA sind bei Sektionen solcher Patienten tiefgehende Veränderungen der Nebennieren festgestellt worden. Kommen wir zur Impotenz zurück. Bei regelmäßiger Verabreichung von Hormonen erlischt das Lebensflämmchen der eigenen Drüsen endgültig.

Wir sollten uns der vergessenen Methode der Steinach'schen Operation entsinnen, die einen so tiefgehenden Einfluß auf die Vitalität und das Geschlechtsleben des Mannes haben kann, falls die Vergreisung nicht zu fortgeschritten ist.

Bei meiner Arbeit im Schlachthof ist mir besonders bei Schafböcken aufgefallen, daß das Drüsengewebe der Hoden wirklich alter Böcke so hart und zäh geworden war, daß sich diese, normalerweise fast schwammige Masse, nur mit dem Messer knirschend schneiden ließ. Hier war das Drüsengewebe durch Bindegewebe ersetzt worden. D. h. die Drüse war geschrumpft und praktisch tot. In diesen Fällen hätte eine Bouin-Steinach'sche Unterbindung gar keinen Zweck. Hier käme nur eine Frischzellenkur in Frage, deren Wirkung jedoch kaum länger als drei Jahre anhalten würde. Es gibt unendlich viele Frauen, die aus den verschiedensten Gründen während den Wechseljahren kastriert worden sind, und dann an erheblichen körperlichen und seelischen Ausfallserscheinungen litten. Die Praxis und das Tierexperiment haben bewiesen, daß die Wirkung dieser Kur drei Jahre anhält. Dasselbe läßt sich auf den vergreisten Drüsenapparat des alten Mannes übertragen.

Mit einer Frischzellenkur geben wir dem alternden Mann die Möglichkeit, sein geschwächtes Drüsensystem wieder aufzubauen. Wir werden in solchen Fällen unser Augenmerk auf den ganzen Menschen richten. Vor allen Dingen darf die Leber nicht vergessen werden. Wir werden ihm wahrscheinlich auch Mutterkuchenzellen zuführen, deren allgemeine revitalisierende Wirkung auf Gemüt und Organismus bekannt ist. Kombinieren wir diese Methode noch mit der Bouin-Steinach'schen kleinen Operation, so geben wir den Männern eine große Gesundheits- und Lebenschance, ohne daß Nebenwirkungen wie bei den Hormonen auftreten.

Der Prostatakrebs

Es gibt keine Krebserkrankung des Menschen, die so schleichend, leise und unspürbar auftreten kann, wie der Prostatakrebs. Stellen wir uns die Prostatadrüse wie eine Kastanie vor, die auf einem Blatt liegt. Die Kastanie selbst ist der weibliche Anteil, das flache umgebende Randgebilde (die Schale) ist der männliche Anteil der Drüse. Grob geschätzt ist das Größenverhältnis 1 : 10 zugunsten des weiblichen Anteils. D. h. die Kastanie ist 10mal so groß, wie die Schale, die sie umgibt.

Der Prostatakrebs entspringt immer aus dem kleinen männlichen Anteil. Da dieser ziemlich weit von der Blase entfernt ist und auch der Harnröhre nicht angelagert ist, treten sichtbare Beschwerden, wie Blutungen, sehr selten auf. Auch Harnverhalten, das typische Symptom der Prostatavergrößerung, tritt erst im Endstadium auf, wenn die Krebswucherung vom männlichen äußeren Drüsenanteil in den weiblichen eingedrungen ist und dort zu wuchern beginnt. Die ersten Symptome sind häufig eine gewisse Blässe und Müdigkeit, ein schnelleres Erschöpftsein und Nachlassen der Aktivität. Alle diese Erscheinungen treten bei hundert anderen Krankheiten gleichfalls auf und sind keineswegs typisch für den Krebs. Selbst die Untersuchung durch den Darm kann auch versierte Urologen täuschen.

Ehe wir die Symptomatik dieser Krankheit weiter betrachten, wollen wir Vergleiche mit anderen Völkern machen, die uns die Statistik zur Verfügung stellt. Schon hier gibt es eine Schwierigkeit. Der größte Teil der Statistiken, besonders die der orientalischen Völker, beruht auf dem, was mit dem Auge wahrgenommen wird. Hierzu sagt ein deutscher Forscher, daß auf diese Weise $^2/_3$ aller Prostatakrebsfälle übersehen werden. D. h. vorausgesetzt, daß diese Behauptung stimmt, ist die Statistik aus dem Orient anders zu werten, als sie uns präsentiert wird.

In Japan beträgt der Anteil von Prostatakrebsfällen im Durchschnittsbefund sämtlicher an den verschiedensten Krankheiten gestorbenen Männern 0,06%. D. h. von 1000 Verstorbenen haben 0,6 ein Prostatacarcinom. Schon in China sind es 2 von 1000. Da das Klima von China und Japan ähnlich ist, dürfte dieser sehr große Unterschied auf die Ernährung zurückzuführen sein. Man denke nur an den gewaltigen Konsum von Schweinefleisch bei den Chinesen. Trotzdem ist Zurückhaltung mit diesem Urteil geboten, weil die Juden noch achtmal häufiger am Prostatakrebs erkranken als die Chinesen, auf 1000 nämlich 17.

Erschüttert stehen wir vor der Tatsache, daß bei den Europäern die Sterblichkeit an dieser Art Krebs extrem hoch liegt. Nämlich 200 auf 1000, also jeder fünfte. Berücksichtigt man selbst die Quote der entgangenen Krebsbefunde im Osten aus Mangel an Mikroskopen, so liegt die Erkrankung der Europäer turmhoch über der der östlichen Völker.

Tiere erkranken außerordentlich selten am Prostatakrebs, noch viel seltener als die Japaner. Die einzige Ausnahme bei den Tieren stellt der Hund dar. Und der Hund ißt das gleiche wie der Mensch. Trotzdem ist es zu bezweifeln, daß ausschließlich die Ernährung diese Krankheit verursacht.

Die oben erwähnte Statistik bezog sich auf eine Untersuchung von Menschen, die an allen möglichen Krankheiten gestorben waren. Es liegt eine sehr große Statistik mit fast 40 000

Sektionsbefunden aus ganz Rußland mit seinen vielen Völkerstämmen vor. Diese russische Statistik untersucht nur die an verschiedenen Krebsarten Gestorbenen. Davon waren 7,3% Prostatakrebsfälle.

In Deutschland liegt von 1952 ähnliches Untersuchungsmaterial vor. Damals betrug die Häufigkeit des Prostatakrebses 2,5%. 1927 wurde in den USA beobachtet, daß jeder siebte Mann, der Prostatabeschwerden hatte, prostatakrebskrank war. Die klinischen Statistiken aus den USA sind geradezu unwahrscheinlich widerspruchsvoll. Ob das mit der Ernährung der Völkerrassen oder mit dem Klima zusammenhängt, ist nicht überprüft. Jedenfalls schwanken die Zahlen der in den USA an Prostatacarcinom Verstorbenen im Verhältnis zu anderen Krebsarten zwischen 4 und 61%! In den Vereinigten Staaten ist der Prostatakrebs an dritter Stelle der Todesursachen von krebsartigen Erkrankungen. An erster Stelle steht der Brustkrebs und an zweiter der Magenkrebs.

Über die Ursachen des Prostatakrebses

Wie bei den meisten Erkrankungen, so wissen wir auch bei dieser im tiefsten Grunde nichts über deren Entstehung. Wir können daher unsere Beobachtungen zusammenfassen und vor allen Dingen im Experiment nachweisen, wer nicht am Prostatakrebs erkrankt. Es ist eine seit altersher bekannte Tatsache, daß beim Haustier, aber auch bei den Menschen, die kastriert sind, weder eine gutartige Prostatavergrößerung noch ein Prostatakrebs entsteht. Das bedeutet, daß der weibliche sowie der männliche Drüsenanteil nicht wuchern. Um es noch deutlicher zu sagen: Beim kastrierten Menschen und Tier gibt es weder eine gutartige noch eine bösartige Prostatavergrößerung. Schon 1947 (18 Jahre vor dem Isselsprozeß) bewies Nathanson (USA), daß der Prostatakrebs immer als Folge der gestörten hormonellen Harmonie entsteht. Zu deutsch besagt das, daß der Krebserkrankung immer eine Störung der Drüsentätigkeit auf breitester Front im ganzen Organismus vorauszugehen pflegt. Denkt man in dieser Richtung weiter, so erkennt man zwangsläufig, daß die chirurgische und röntgenologische Beseitigung einer Krebsgeschwulst niemals eine Genesung garantieren kann, weil die Drüsenstörung damit in keiner Weise beeinflußt wird. Hier setzt die Ganzheitstherapie ihren Hebel an. Genaueres darüber später.

Im folgenden sollen die alten Erfahrungen, die sich vielfach widersprechen, angeführt werden und die einen Zusammenhang zwischen Geschlechtsdrüsentätigkeit und Krebserkrankungen anführen.

1896 will der Engländer *Beatson* beobachtet haben, daß Frauen mit Brustkrebs sehr häufig an Funktionsstörungen der Eierstöcke litten, die sich durch eine verringerte und verzögerte Periode äußerten.

1936 beobachtete *Sauerbruch*, daß junge Männer mit Krebserkrankungen an unterentwickelten Geschlechtsdrüsen litten. Er bestätigte gleichfalls die Beobachtung von Beatson, daß brustkrebskranke Frauen eine Unterleibsschwäche hätten.

1951 bezweifelte *Chwalla* die Beobachtung Sauerbruchs und behauptete, unterentwickelte Unterleibsdrüsen verzögerten eine Krebserkrankung.

Neuere Angaben aus den sechziger Jahren gehen dahin, daß 50% aller brustkrebskranken Frauen an Menstruationsstörungen leiden.

In Rußland beobachteten *Petrow* und *Nankin* eine Verschlimmerung einer Krebserkrankung der Frauen bei Schwangerschaftsunterbrechungen. Das Embryo schützt nämlich die Mutter. Hier sehen wir einen Ansatzpunkt für die Frischzellenbehandlung nach Niehans, indem wir der nichtschwangeren, krebskranken Frau embryonale Zellen einspritzen und gelegentlich erstaunliche Heilungen beobachten.

Es gibt eine unübersehbare Zahl von experimentellen Angaben, die den Zusammenhang zwischen Hormonen und Krebs beweisen.

Andere Ursachen,
die zur allgemeinen Krebsentstehung beitragen

1944 konnte nachgewiesen werden, daß beim Tier eine dauernde Erregung des zentralen Nervensystems eine Zunahme des Eierstockkrebses, der ganz besonders gefährlich ist, erzeugt.

Das wurde auf folgende Weise bewerkstelligt. Ratten wurden in ihrem Käfig dauernd mit sehr hellem Licht bestrahlt, so daß sie keinen ausreichenden Schlaf fanden. Dieses Licht wirkt durch die Augen auf das Bewußtsein, von wo es zum Unterbewußtsein, nämlich zum Zwischenhirn, gelangt. Das Zwischenhirn steuert sämtliche Drüsen, also auch die Hirnanhangdrüse, die Hypophyse. Die Hypophyse produziert Wachstums- und Wucherungshormone und gleichzeitig Hormone, die die Tätigkeit der Eierstöcke beeinflussen. Aufgrund dieses unnatürlichen Lichtreizes erfolgt eine Produktion unnatürlicher Hormone, die zum Krebs führen. Auch die Russen haben sich vielfach mit dieser Art Problematik befaßt. Sie haben nachgewiesen, daß Tiere während ihres Winterschlafes nicht an Krebs erkranken. Weiterhin haben sie nachgewiesen, daß leicht erregbare Tiere, z. B. Mäuse, durch Brom beruhigt werden können und dann eine geringere Krebsbereitschaft zeigen, als ihre nicht beruhigten Artgenossen.

Das Resultat all dieser Untersuchungen besagt, daß auch äußere Umwelteinflüsse über seelische Erregungen die Harmonie des Drüsengleichgewichtes umstürzen können, wodurch die nötige Bereitschaft zur Krebsentstehung geschaffen wird.

Man denke an den modernen Menschen, der zwischen Radio, Auto, Fernsehen und beruflicher Hetze eingekeilt ist. Wir können uns nur wundern, daß wir nicht alle tot sind.

Die Hypophyse und der Krebs

Um den Beweis einer Theorie, wie sie die Russen aufstellen, zu stützen, ging die Forschung dazu über, den betreffenden Tieren die Hypophyse zu entfernen. Damit war gegen die seelischen Erregungen und das Tumorwachstum ein Riegel vorgeschoben. Das Resultat jedoch war nicht sehr ermutigend. Diese Versuche wurden bereits 1936 gemacht, aber ein einheitliches Ergebnis ist nicht zustandegekommen. Man einigte sich darauf, daß die Entfernung der Hypophyse eine Hemmung des Krebses nach sich zog, jedoch keineswegs damit eine Heilung zu erzielen ist.

Nebenbei bemerkt, die Entfernung der Hypophyse beim Menschen bewirkt so tiefgreifende seelische Veränderungen, daß diese Methode beim Menschen nicht zu verantworten ist.

Einen Ausweg will ein Forscher gefunden haben, indem er mit einem bestimmten Kurzwellengerät die Hypophyse der Krebskranken stundenlang bestrahlt. Die Therapie scheint sich nicht durchzusetzen, weil auch hier die Ergebnisse nicht einheitlich sind. Aus der Frischzellenbehandlung wissen wir, daß wir keinem Krebskranken eine Hypophyse einspritzen dürfen, weil selbst die Drüse erwachsener Tiere noch Wachstumshormone, d. h. Wucherungshormone produziert. So beobachtet man im Harn von bösartigen Geschwülsten der Eierstöcke und der Hoden 70% mehr Wachstumshormon als bei Geschwülsten an anderen Teilen des Körpers, bei denen diese Reaktion nur um 20% erhöht ist. Diese Reaktionen (Prolanreaktionen) stehen im Gegensatz zum Gesunden, weil der Gesunde keine Reaktionen dieser Art kennt.

1950 gelang die Herstellung geringster Mengen des reinen Wachstumshormons. Dieses wurde gesunden Nagern eingespritzt und erzeugte bösartige Geschwülste der Nebenniere und der Lunge.

Hiermit versuche ich zu erklären, wie außerordentlich wichtig die normale Funktion der männlichen und weiblichen Geschlechtsdrüsen ist, weil diese Drüse in der Lage ist, die Wachstums- und Wucherungshormone der Hypophyse im Zaum zu halten oder, richtiger gesagt, zu bändigen. Es muß nicht jedes Mal beim Sinken des Spiegels der Sexualhormone ein Krebs entstehen, er kann es jedoch, falls dieser Schutzwall fortfällt.

Die männlichen und weiblichen Hormone
und der Prostatakrebs

Die klassische Behandlung des Prostatakrebses beruht auf der Tatsache, daß der Prostatakrebs von dem männlichen Drüsenanteil ausgeht. Nachdem die Prostata operiert und bestrahlt oder nur bestrahlt worden ist, wird der männliche und weibliche Hormonspiegel entweder durch operative Kastration — das ist die älteste Methode — oder durch Röntgenkastration gesenkt. Zusätzlich erhalten diese Kranken große Mengen weiblichen Hormons, um die Tätigkeit der männlichen Drüsenzellen in der Prostata einzudämmen.

Wir wollen aber nicht vergessen, daß der Krebs eine Alterskrankheit ist. Bei diesen alten Menschen ist der männliche Sexualhormonspiegel sowieso niedrig und, wie wir gelesen haben, der weibliche Hormonspiegel unverändert, also relativ hoch. Unter dieser Disharmonie ist wahrscheinlich die Hypophyse wieder aktiv geworden, schüttet aber nicht mehr Wachstums-, sondern Wucherungshormone, die den Krebs erzeugen, aus. Die Erfahrung hat gezeigt, daß sehr viele prostatakrebskranke Männer, jahrzehntelang mit weiblichen Hormonen behandelt, gesund bleiben können. Eine Statistik aus dem Jahre 1948 besagt, daß über eine Million Männer, die so behandelt wurden, nicht am Herzinfarkt erkrankten und obwohl sie einen weiblichen Busen bekamen, nur in zwölf Fällen Brustkrebs bekamen. Das bedeutet praktisch 0%. Erstaunlich ist, daß die Dosierung des weiblichen Hormons bei diesen Kranken in den verschiedenen Ländern keineswegs einheitlich gehandhabt wurde und daß die Verabfolgung kleiner Mengen weiblichen Hormons eine starke Entwicklung der Brustdrüsen herbeiführte, hohe Dosen jedoch dies nicht bewirkte.

Bezüglich des männlichen Hormones ist damit viel weniger beim Prostatakrebs experimentiert worden. Mit männlichen Hormonen läßt sich kein Krebs erzeugen, selbst bei Mäusestämmen nicht, die sehr zum Krebs neigen. Anders sind jedoch die Verhältnisse beim bereits Krebskranken. Hier können männliche Hormone schaden. Wir wollen jedoch nie vergessen, daß Hormone Kunsterzeugnisse sind.

Bei dieser Gelegenheit muß auf ein Beispiel hingewiesen werden, das Niehans anführte. Er hat im Jahr 1948 bei einem Prostatakrebskranken die Steinach'sche Operation durchgeführt, worauf derselbe gesund wurde und erst ein Jahrzent später an einer Lungenentzündung starb. Leider fehlen Tierexperimente dieser Art, weil das Tier so gut wie nie am Prostatakrebs erkrankt. Wahrscheinlich war durch die Steinach'sche Operation das Hormongleichgewicht der Drüsen wieder hergestellt worden, das Wachstumshormon der Hypophyse konnte sich nicht mehr entwickeln, und der Kranke genas. Daß es auch völlig andere Wege gibt, diesen Kranken zu helfen und sie sogar zu heilen, soll später angeführt werden.

Eine chemische Formel der Hormone heißt *Stereoid*. Dieses Stereoid ist in allen Geschlechtsdrüsenhormonen enthalten. Entfernt man diese chemische Substanz aus den Hormonen, so erzeugt kein einziges den Krebs. Werden also bei der Krebsbekämpfung Hormone verwendet, gleichgültig ob gleich- oder gegengeschlechtliche, so ist darauf zu achten, daß sie stereoidfrei sind.

Das hormonelle Gleichgewicht

In den nächsten Zeilen erkennen wir die eminente Wirkung, welche die Leber im Hormonhaushalt einnimmt. Wie bekannt, baut sie die Hormone der Geschlechtsdrüsen zu indifferenten Gallensalzen um. Im allgemeinen erkennen wir Störungen des Hormonhaushaltes, die sich darin äußern, daß eine Verzögerung im Umbau stattfindet. Hier soll auf ein Experiment hingewiesen werden, welches den umgekehrten Weg einschlägt.

Normalerweise werden die Hormone in die Blutbahn abgesondert, erreichen die Leber und werden dort neutralisiert. Ein sehr geistreicher Versuch hat folgenden Weg gewählt: Einer Ratte wurde ein Eierstock entfernt und der andere Eierstock in die Milz eingepflanzt. Während normalerweise der Hormonspiegel des Eierstockes im Blut vom Zwischenhirn und von der Hypophyse geregelt wird und der Strom stetig und langsam erfolgt, stürzt jetzt nach der Implantation in der Milz über ihre ableitenden Blutwege das Hormon direkt in die Leber, wo es unheimlich schnell abgebaut wird. Es liegt also eine schwere Störung im Hormonhaushalt vor, weil die Regulierung der übergeordneten Drüsen fortfällt. Vor allen Dingen das Follikelhormon schwindet rapide. Die Folge davon ist, daß der Eierstock krebsig entartet, wobei die Milz noch das Organ ist, in dem sich am allerseltensten ein Krebs bildet.

Jetzt hat man den Tieren künstliches Follikelhormon zusätzlich gegeben, in so großen Mengen, daß der eingepflanzte Eierstock normal arbeiten mußte, weil die Leber mit Hormonen überschwemmt war. Bei diesen Tieren bildet sich kein Krebs.

Als Drittes hat man versucht, den einen Eierstock an seinem Platz zu lassen und den anderen in die Milz zu verpflanzen. Hier zeigt sich die Weisheit der Natur, die zur Fortpflanzung notwendigen Drüsen zweifach anzulegen. Obwohl der eine Eierstock in der Milz rapide sein Follikelhormon verliert, genügt das Vorhandensein des anderen an seinem natürlichen Platz, um eine Krebsentstehung zu verhüten. D. h. das Gleichgewicht der Geschlechtsdrüsenhormone bleibt gewahrt.

Auf unseren Prostatakrebs zurückkommend, kann man folgendes feststellen:

1. der Prostatakrebs braucht eine hormonelle Gleichgewichtsstörung, bei der die Leber entscheidend beteiligt ist.
2. Falls der Abbau der Hormone in der Leber gestört ist, wird die Krebsbildung gefördert.

Es ist also unerläßlich, bei jedem Prostatakrebskranken Leberteste vorzunehmen und gleichzeitig mit dem Prostatakrebs die Leber zu behandeln. Hier hat die Frischzellenbehandlung ihre ganz große Chance. Es gibt immer wieder Krebskranke, auch völlig anderer Krebsarten, die vorzüglich auf eine Frischzellentherapie mit embryonaler frischer Leber ansprechen.

Ein Beispiel: Ein achtjähriges Mädchen litt an schwerster hoffnungsloser Lymphdrüsenkrebserkrankung (Hodkin). Zum Skelett abgemagert, hochfiebernd, mit großen Drüsenpaketen versehen, völlig appetitlos, äußerst blutarm, kam das Kind nach vergeblicher Bestrahlung in meine Behandlung. Es erhielt 3 embryonale Leber- und 3 Mutterkuchenspritzen. Ein Heißhunger setzte sofort ein, innerhalb von 5 Tagen nahm es 1,25 kg zu. Die Drüsenpakete wurden sichtlich kleiner, das Fieber hörte auf, und im wesentlichen war die Krankheit gebrochen. In fünf Tagen! Doch nicht nur bei Krebskranken, sondern auch bei allen Leberkranken, sowie auch bei Blutarmut und Schwermut hat sich mir die Frischzellentherapie nach Niehans als völlig unentbehrlich erwiesen.

Wir haben bisher die Quellen der Hormone im Körper betrachtet, d. h. diejenigen Drüsen, die im Zusammenhang mit der Prostata stehen. Es wurde schon mehrfach angedeutet, daß die Produkte dieser Drüsen, die Hormone, im Körper ab- und umgebaut werden. Und zwar geschieht dieses hauptsächlich in der Leber; aber auch in der Dünndarmschleimhaut, selbst in der Bronchialschleimhaut und in den Nieren. Durch die Nieren werden die Hormone in wenig umgebautem Zustand einfach ausgeschieden. Besonders intensiv tritt die Niere in Erscheinung, wenn die Leber krank ist und die an sie gestellten Forderungen nicht erfüllen kann.

Im folgenden sollen die Hormone aufgezählt werden, die besonders in der Leber abgebaut werden.

1. Die Hormone des Hypophysenvorderlappens, besonders das Wachstumshormon und die indirekten Sexualhormone, welche auf die Geschlechtsdrüsen wirken.

2. Die weiblichen Hormone, von denen besonders das Follikelhormon in der Leber umgebaut wird.

3. Die männlichen Hormone der Nebenniere, die in der Leber inaktiviert werden.

4. Die Nebennierensteroide, die auch in der Leber verarbeitet werden.

Es ist offensichtlich, daß eine kranke Leber nicht in der Lage ist, diesen Hormonstoffwechsel harmonisch zu bewältigen, und das trägt dann wesentlich zur Krebsentstehung bei. Bei den Leberkranken nimmt die Menge der in der Galle gebundenen Steroide (entgiftete Form) ab, und die freie, giftige Form der Steroide im Urin zu. Wir haben oben gehört, daß dieser chemische Teil des Sexualhormons der krebserzeugende ist.

Äußerlich tritt die Folge einer chronischen Leberschädigung folgendermaßen zutage: Die Geschlechtsdrüsen nehmen an Größe ab. Die Prostata verkleinert sich. Der Geschlechtstrieb verringert sich. Die Haare können aus diesem Grunde ausfallen, die Schamhaare verändern sich und es kann selbst zur Ausbildung eines Ansatzes zu einem Busen kommen. Das bezeichnet man alles mit Feminisierung, d. h. Verweiblichung. Die Ursache dafür ist, daß das weibliche Hormon, welches der Mann produziert, von der kranken Leber nicht abgebaut und entgiftet wird und folglich in viel zu großen Mengen im Blut kreist.

Kurz: ein Leberkranker kann leichter am Krebs erkranken als der Lebergesunde. Nie wird man das universelle, vielseitige Geschehen des Krebsentstehens auf eine Formel bringen können, doch läßt es sich bei Prostatakrebskranken nachweisen, daß 50% leberleidend sind.

Bei dieser Gelegenheit muß darauf hingewiesen werden, welche wichtigen Vitamine in der Leber erzeugt werden:

1. *Vitamin A* = Augen-, Haut-, Schleimhaut-, Gehirnvitamin. Der Mangel äußert sich in Lichtempfindlichkeit, schlechtem Gedächtnis und Fleckenbildung auf der Haut.

2. Das antirachitische *Vitamin D;* man denke an Lebertran. Der Mangel äußert sich in brüchigen Fingernägeln, schlechten Zähnen, weichen Knochen, nächtlichen Wadenkrämpfen.

3. Der sehr wichtige *Vitamin-B-Komplex,* die sogenannten Nervenvitamine, wird in der Leber gebildet. Läßt man in der Ernährung von Tieren Vitamin B, welches in Hefe und Pilzen vorkommt, fort, so tritt eine zunehmende Schwäche der Leber ein (keine Erkrankung), welche dazu führt, daß nicht alle Hormone, besonders die weiblichen und männlichen Stereoide, entgiftet werden. Hiermit ist

der Beweis erbracht, daß nicht nur Leberkrankheit, sondern auch falsche Ernährung, eine Krebsentstehung begünstigen kann.

Eine interessante Beobachtung ist in diesem Zusammenhang gemacht worden. Wie wir mehrfach gehört haben, fördert eine Leberkrankheit durch die Verzögerung des Hormonabbaus auch des weiblichen Hormons, das der Mann bildet, die Krebsentstehung. Wie wir am Anfang dieser Schrift gelesen haben, trägt das weibliche Hormon im Alter zur gutartigen Prostatavergrößerung bei. Wird bei einem Leberkranken dieses Hormon nicht genügend schnell abgebaut, so entwickelt sich in weniger als der Hälfte der Fälle keine Prostatavergrößerung. Der schon zitierte Wissenschaftler Chwala fand bei 54% von Männern mit gesunder Leber Prostatavergrößerungen (Prostata-Adenom). Aber bei Lebergeschädigten des gleichen Alters nur 15—20% dieser Prostatavergrößerung. Wir entsinnen uns jetzt auch der Tatsache, daß Alkoholiker mit schwer geschädigter Leber nur in 22% (im Gegensatz zu 54%) am Prostata-Adenom erkranken.

Es gibt noch andere Statistiken, die besagen, daß Prostatakranke zu 100% Leberschäden aufweisen. Je schwerer die Leberschädigung, desto schneller die Krebsbildung.

Die Prostata nimmt in diesem Zusammenhang eine ganz besondere Stellung ein. Wie oft erwähnt, ist sie eng mit dem hormonalen System verbunden. Sie reagiert wie ein Filter auf verschiedene Stoffe, sie kann größer und kleiner werden. Treten als Folge des Alterns nachweislich krebsfördernde Stoffe im Organismus auf, so können sie leichter in diesem Filter hängen bleiben als in anderen Organen und so zur Krebsentstehung beitragen.

Zur Krebstherapie und Diagnostik

Wir haben gehört, daß die Prostatavergrößerung bei sämtlichen Männern über 70 Jahren nachweislich ist. Ausnahmen bilden nur diejenigen, die leberkrank sind.

Über die Schwierigkeit der Diagnostik des Krebses an dieser Stelle ist berichtet worden. Wir sollen also darauf achten, ob die allgemeinen Erscheinungen, wie Müdigkeit und frühe Erschöpfung begründet oder unbegründet auftreten. Wenn eine Prostatauntersuchung keinen nennenswerten Befund zeigt, so kann ich nach meinen Erfahrungen nur empfehlen, den Bluttest nach Dr. F. Scheller auszuführen. Dr. Scheller weist nach, daß sich Veränderungen in den roten Blutkörperchen sehr viel früher feststellen lassen als ein lokalisiertes Krebsgeschehen im Organismus.

Die Färbmethode beansprucht nur 2 Minuten Zeit und die Blutuntersuchung im Dunkelfeld ist in jedem Mikroskop mittlerer Qualität leicht durchzuführen. Es ist dieses erstmals ein Test, der einfach, schnell und zuverlässig ist. Über diesem Bluttest soll man nicht die Leberteste vergessen. Je nach Möglichkeit des betreffenden Arztes sollte er regelmäßig 3 gleichartige Teste durchführen, um so zu Standardwerten zu kommen.

Die allgemeinen Erschöpfungszustände können selbstverständlich auch von einer Leberschädigung ohne Krebs herrühren. Die besorgniserregende, nicht erklärliche Zunahme an Leberkranken in der Bundesrepublik muß zwangsläufig eine Zunahme des Prostatakrebses nach sich ziehen.

Ist die Diagnose des Prostatakrebses gestellt, so erfolgt die Operation oder die Bestrahlung oder beides. Die übliche Operationsmethode ist die Entfernung durch die Blase. Bei dieser Art Operation sieht der Operateur nicht, was er tut, er fühlt es nur. Aus diesem Grunde wenden sich die Urologen der wesentlich komplizierteren Methode zu, den Krebs vom Damm aus freizulegen und unter Kontrolle des Auges zu operieren. Zwar muß dabei die Harnröhre durchschnitten werden und die Gefahr einer Harnfistel ist außerordentlich groß, falls die Wunde nicht sofort verheilt. Die Allgemeinbehandlung setzt dann mit gegengeschlechtlichen Hormonen ein, denen häufig eine Kastration vorauszugehen pflegt.

Die Wirkung dieser Hormone erstreckt sich auch auf die Metastasen, d. h. auf Krebsnester, die sich weit weg vom Krebsgeschehen entwickeln. Besonders häufig ist die untere Wirbelsäule, aber auch alle übrigen Knochen, davon befallen. Vielfach erkennt man die Krankheit erst durch den Eintritt dieser gefürchteten Metastasen, die erst rückschließend die Diagnose Prostatakrebs stellen lassen. Bei den Wirbelsäulenmetastasen klagen die Patienten zu Beginn über Rückenschmerzen und Müdigkeit im Rücken. Bei stehenden Berufen, wie Zahnarzt, Masseur und Verkäufer, treten sie früher in Erscheinung als bei sitzenden. Wesentlich seltener treten Metastasen in den anderen Organen auf, wie Gehirn, Haut, Pankreas, Magen und Brust. Nur im Endstadium finden sie sich in der Lunge ein.

Höchst merkwürdig ist, daß sich in der nächsten Nachbarschaft des Prostatakrebses, in den Hoden, Nebenhoden und Samenbläschen so gut wie niemals Metastasen einfinden.

Selbstverständlich taucht die Frage auf: Kommen Prostatakrebs und die gutartigen Adenome gleichzeitig vor? Rekapitulieren wir: der Prostatakrebs entsteht vom männlichen Anteil der Drüse, das Prostata-Adenom vom weiblichen. Es ist daher kein Zufall, daß ein gemeinsames Auftreten beider Krankheiten fast nie vorkommt. Viele Wissenschaftler sind der Ansicht, daß ein gleichzeitiges Auftreten dieser Krankheiten geradezu unmöglich ist. Genaue Forschungen ergaben, daß bei $1/2\%$ von 658 Fällen eine gutartige Prostatavergrößerung bösartig entartete. Dieses bedeutet praktisch 0%. Es dürfte damit den Kranken ein Trost sein, die sich rechtzeitig an einer gutartigen Prostatavergrößerung behandeln lassen, ehe es zu einer chronischen Blasen- und Nierenerkrankung kommt, daß sie sicher sind, nicht an diesem Krebs erkranken zu können.

Die Allgemeinbehandlung des Prostatakrebses ist mit der Gegenhormontherapie keineswegs beendet. Die Kuhl'sche Diät, mit dem Trinken von Rote-Beete-Saft gehört genauso dazu. Ist der Kranke sehr erschöpft und appetitlos, so sind Altinsulingaben erforderlich, um den Appetit und die Stimmung zu bessern. Liegt ein Leberschaden vor, so ist auf die Zellulartherapie nicht zu verzichten. Unbedingt erwähnt werden muß die Therapie von Dr. V., Düsseldorf-Oberkassel. Sie besteht darin, daß nach dem Prinzip von Huneke die Rachen- und Nasenmandeln, sämtliche verdächtigen Zähne und alle Narben am Körper täglich mit Impletolquaddeln unterspritzt werden und zuzüglich Ozon in die Muskeln injiziert wird. Dieses einfache Verfahren wird drei oder vier Wochen lang fortgesetzt, selbstverständlich kombiniert mit Diät, Vitaminen etc., und gibt erstaunliche Erfolge.

Bei der Behandlung der Prostataerkrankung möchte ich auf ein Buch verweisen, welches *„Bircher-Benner-Leitfaden für Männer mit Altersbeschwerden"* heißt. Bekannt ist, daß Bircher-Brenner die Zusammenhänge zwischen Ernährung und Krankheit sucht und findet. In diesem Falle handelt es sich um besonders ausführliche Anweisungen für eine Diät, die sehr lesenswert für den Kranken sind. Der leitende Gedanke ist, daß keimende Pflanzen eine Einwirkung auf die menschliche Keimdrüse haben und somit auch die Prostata beeinflussen.

Zweck dieser Schrift ist, auf alles hinzuweisen, was meiner Ansicht nach einfach und schnell zur Rettung oder Besserung der Patienten führen kann.

An Hand des oben erwähnten Scheller'schen Blutbildes lassen sich nicht nur Gefährdungen, sondern auch Besserungen des Krankheitsbildes im objektiven Sinn feststellen.

Beispiele für die Vielseitigkeit der Wirkung der Kleinen Steinach'schen Operation

Vorauszuschicken ist, um nicht stets das gleiche zu wiederholen, daß sämtliche Prostataerkrankten zusätzlich zu der Steinach'schen Operation Blutegel am Damm erhalten, zur Kräftigung der Blase Nomon oder Urgenin, Vitamin A und E als Emulsion. Weiterhin erhalten alle diese Kranken einen galletreibenden Abführtee, um eine Kotansammlung im Mastdarm zu verhüten, weil dieser eingedickte Stuhl sonst stundenlang auf die Prostata drückt und diese Drüse auf die Harnröhre, wodurch der Urinabfluß behindert wird.

Bezüglich der unten erwähnten Reizblase soll man wissen, daß sie bei Mann und Frau auftritt. Während Nomon bei 90 % der Frauen in wenigen Tagen hilft, versagt es sehr häufig bei Männern. Dann kann man eine starke Hautreizung des Kreuzes mit dem Baundscheidtschen Verfahren versuchen, dazu Impletol auf die Nervenaustrittstellen und Frischzellen von Stierhoden, Mutterkuchen und Leber. Sollte alles nicht helfen, wird in diesem Falle meist mit Erfolg der Steinach angewandt. Woraus man ersieht, daß die Reizblase von Frau und Mann mit gleichen Symptomen ganz verschieden auf die Behandlung reagiert.

Krankengeschichten

Von den Hunderten von Operierten nur einige Beispiele:

1. Herr D., geb. 1898, leidet seit 3 Jahren an zunehmendem nächtlichem Wasserlassen, Rest-Urin 80 ccm, Urin völlig gesund, Prostata pflaumengroß, glatt verschieblich. Steinach'sche Operation in örtlicher Betäubung, wobei zwei Wasserbrüche mit geringem Flüssigkeitsinhalt, ca. 20 ccm, versorgt wurden, so daß sie nicht mehr wiederkehren können; Steinach'sche Unterbindung, komplikationsloser Verlauf. Nach 5 Tagen 5 ccm Rest-Urin.

2. Herr St., geb. 1907, allgemeiner Erschöpfungszustand nach Gefangenschaft, kann sich innerhalb von 30 Jahren nicht erholen. Häufiges nächtliches Wasserlassen, Rest-Urin nur 30 ccm, Urin gesund. Steinach. Kontrolle nach einem Jahr, kein Rest-Urin, kein nächtliches Wasserlassen, Potenz ist zurückgekehrt, ist wieder ein „ganzer Kerl", wie er sagt.

3. Herr L., geb. 1895, seit 6 Jahren zunehmendes nächtliches Wasserlassen, mehrfach Prostataentfernung vorgeschlagen. Rest-Urin 45 ccm, April 1972. 1. 6. 1972 Steinach beiderseits, keine Wasserbrüche, nach 5 Tagen nachts durchgeschlafen, Rest-Urin 3 ccm.

4. Herr H., geb. 1899, seit Jahren chronisches Gelenkrheuma, dazu Herzinsuffizienz, Lungenstauung, Leberstauung (3 Querfinger breit), mehrfaches nächtliches Urinieren, Rest-Urin 45 ccm, Urin einwandfrei. Hebung der Herzkraft, Beseitigung der Stauung, am 2. 2. 1970 Steinach. Seither zunehmende Besserung,

kein Rheumaanfall, kein nächtliches Wasserlassen. Bei diesem Patienten wäre allerhöchstens eine Prostatahobelung möglich gewesen. Zweifellos wäre die Rheumabereitschaft damit kaum gebessert worden.

5. Ein weiteres Beispiel: ein Kranker mit einem Rest-Urin von 160 ccm. Es ist eine Erfahrungssache, daß oberhalb von 150 ccm der Steinach'sche Eingriff sehr viel langsamer oder überhaupt nicht wirkt.

Herr W., geb. 1902, seit 10 Jahren zunehmender Harndrang tags und nachts, Prostata kleinapfelgroß, Rest-Urin 160 ccm, 11. 1. 1970 Steinach'sche Operation, nur links geringfügiger Wasserbruch. 6 Wochen danach Rest-Urin 170 ccm, also genauso, weil 10 ccm im Bereich natürlicher Schwankungen liegt. Ich rate dringend zur großen Operation. Patient will noch 4 Wochen warten, da Harndrang erheblich nachgelassen hat. 7. 6. 1972 Rest-Urin 85 ccm, also endlich stellt sich ein Erfolg ein, Patient verspricht, Medikamente weiter zu nehmen und regelmäßig zur Kontrolle zu kommen.

Hieraus sieht man, wie langsam die Reaktion der Prostata wird, wenn der Grenzwert erst einmal erreicht ist.

Herr W., geb. 1900, Diagnose am 4. 7. 1971: Vor 1 Jahr Prostataentfernung, Polypen der Blase, Blasensteine, Blähbauch, Verstopfung, allgemeine Müdigkeit, Zunge dickbelegt, Herzmuskelschwäche. Patient unterzieht sich einer Frischzellenbehandlung und einer Steinach'schen Operation, im Januar 1972 immer noch kein Erfolg, wieder ein Blasenpolyp entfernt, dazu ein Blasenstein. Jetzt erst guter Harnabfluß und zunehmende körperliche und geistige Frische. Schlußfolgerung ist, daß ein Gesunden bei schlechtem Harnabfluß nicht stattfinden kann.

Herr M., 1896 geb., leidet an Harnabflußbeschwerden durch Prostataadenom. Vor 4 Jahren Bruchoperation, danach Dauerkatheter, seither schwere chronische Blasenentzündung. In 4 Tagen Beseitigung, gleichzeitig Steinach, Rest-Urin geht in 5 Tagen von 100 auf 70 ccm zurück.

Herr W., geb. 1898, seit 6 Jahren halbseitige Schlaganfalllähmung, nachts häufiges Wasserlassen, Urin gesund, Rest-Urin 75 ccm, Steinach, nach 4 Tagen Resturin 45 ccm.

Der Leser kann sich denken, daß die Anwendung von Blutegeln, Vitaminen und Medikamenten das plötzliche Absinken des Rest-Urins bewirkt, jedoch habe ich 10 Jahre vor dem Steinach'schen Eingriff versucht, mit diesen und noch anderen Methoden den Rest-Urin zu reduzieren, was mißlang. Erst seitdem ich seit 7 Jahren die Operation durchführe, habe ich über 90 % jahrelang anhaltende Erfolge. Man kann Prof. Niehans sehr gut verstehen, wenn er 1930 meinte: „Ein jeder Mann, der sich keine Kinder mehr wünscht, soll sich mit 60 Jahren dieser kleinen Operation unterziehen, um niemals etwas mit dieser scheußlichen Prostatakrankheit zu tun zu bekommen."

Drei weitere Beispiele von Reizblase und Prostatitis

Herr H., geb. 1908, seit 5 Jahren Leberschwellung und Prostatitis. Sicher ist das Zusammentreffen beider Krankheiten kein Zufall, aber nicht zu beweisen.

Die Beschwerden treten im Winter bei kalten Füßen besonders auf, häufiges Wasserlassen und ausstrahlende Schmerzen in die Harnröhre. Prostata sehr druckempfindlich, Leber um zwei

Querfinger vergrößert, kein Rest-Urin, Dreiglasprobe im 3. Glas ca. 20 Leukozyten. Patient unterzieht sich einer Frischzellenbehandlung und Steinach. Nach 4 Wochen ist Leber ohne Befund, nachts kein Harndrang mehr, muß noch auf warme Kleidung achten.

Herr D., geb. 1905, Prostatitis seit Studentenzeit, viel Medikamente, auch weibliche Hormone, vergeblich genommen. Januar 1971 gründliche Untersuchung, kein Rest-Urin, Prostata druckempfindlich, nicht verdächtig auf Krebs, glatt, gut verschieblich. Impotent durch weibliche Hormone. Steinach. 3 Monate danach Potenz zurückgekehrt, keine Prostatitissymptome.

Herr E., geb. 1906, seit einigen Monaten nachts 6 — 7 mal Wasserlassen, Urin gesund, Prostata klein, nicht schmerzhaft, typische Reizblase. Ganze komplizierte, eingangs angeführte Therapie ausgeführt, nur eine Nacht Besserung, danach Steinach, beiderseits kleine Wasserbrüche, sonst keine besonderen Veränderungen. 3 Tage danach kein nächtlicher Harndrang mehr, nach 5 Tagen gesund entlassen.

Zusammenfassend kann gesagt werden, daß der kleine Steinach'sche Eingriff die kleinste Operation mit dem größten Effekt ist. Dauer des Klinikaufenthaltes ca. 5—6 Tage durchschnittlich.

Abschließende Zusammenfassung

Es ist versucht worden, die Prostataerkrankung von den verschiedensten Seiten aus zu betrachten. Wir haben feststellen können, daß es sich um eine Drüse handelt, die zwar ein Eigenleben führt in dem Sinne, daß sie eigene Hormone produziert. Jedoch ist ihre Tätigkeit weitgehend von den Geschlechtsdrüsen, der Nebenniere, der Hypophyse und dem Zwischenhirn abhängig. Wir haben beobachtet, daß nicht entwickelte Geschlechtsdrüsen eine Unterentwicklung der Prostata nach sich ziehen. Wir haben beobachtet, daß weibliche Hormone eine Vergrößerung gutartiger Art verursachen können. Es ist vielfach bewiesen, daß Knaben nach der Geburt über ein halbes Jahr brauchen, bis sich ihre Prostata zurückbildet, weil sie im Mutterleib von weiblichen Hormonen überflutet war. Die Prostata ruht dann bis zur Pubertät. D. h. während der kindlichen Entwicklung, in der das Wachstumshormon der Hypophyse und das Durchblutungshormon der Geschlechtsdrüsen eine entscheidende Rolle spielen, ist sie inaktiv. Erst mit dem Einsetzen der Entwicklung der Sertolizellen, die die Samenzellen produzieren, und der Leidigzellen, die an der Entwicklung der sekundären männlichen Merkmale, wie Stimmbruch, Bartwuchs etc., entscheidend mitbeteiligt sind, beginnt ihr Wachstum. Die Prostata erreicht die Größe einer Eßkastanie und wird gleichzeitig anfällig für Krankheiten. Es gibt keine Prostataentzündung vor der Pubertät, aber schon 18jährige können daran erkranken und jahrelang leiden.

Die Behandlung dieser chronischen Krankheit ist eingehend besprochen worden und wenn sie nicht bestimmter infektiöser Natur ist, reicht heute die allopathische Therapie häufig nicht aus, sie zu heilen. Daß dann die vergessenen Blutegel, entsprechende Abführmittel, Vitamine und Zink und, falls dieses alles versagt, eine Frischzellenkur nach Niehans eine Beseitigung des Leidens erreichen können, ist oben erwähnt.

Die Prostatasteine, die zwar sehr selten sind, dürfen in diesem Zusammenhang nicht unerwähnt bleiben; sie können sehr lästig sein, sind aber durch die Harnröhre entfernbar.

Die Impotenz hängt weitgehend mit dieser Drüse zusammen, wenn sie drüsenmäßig bedingt ist. Daß diese Trennung klinisch möglich ist, ist für den Kranken außerordentlich wichtig zu wissen.

Die organisch bedingte Impotenz kann, so wie die durch einen seelischen Schock bedingte, schwere psychische Depressionen nach sich ziehen. Es ist darum wichtig, vor der Behandlung die Diagnose genau zu stellen. Auch hier hilft die Prostata durch ihren Befund mit.

Die Prostataentzündung ist die Erkrankung, die bei der Untersuchung heftige Schmerzen verursacht. Wie bei jeder Entzündung ist vor einer Massage derselben zu warnen, weil jede entzündliche Stelle die massiert wird, sich verschlechtert.

Jede chronische Entzündung braucht Wärme, Ruhe und Ableitung. Geht die akute Entzündung in eine chronische über, so entwickelt sich leicht eine Prostataneurose, also wieder eine seelische Störung. Der Patient projiziert sämtliche Beschwerden in die Prostata, obwohl sie häufig gar nicht nachweisbar sind. Die Prostataentzündung kann durch eine Tuberkulose oder eine Geschlechtskrankheit verursacht sein. Auf dieser Grundlage können sich die Prostata-Ausführungsgänge verschließen und zur Unfruchtbarkeit führen.

Die Sterilität hängt also dann nicht nur von der Schwäche der Geschlechtsdrüse ab, sondern von einer Drüse, die weit entfernt ist. Daß sich bei sämtlichen Männern über 70 Jahren aufgrund des Abnehmens des männlichen Hormonspiegels die Prostata vergrößert, ist sozusagen normal. Unnormal ist dagegen, daß etwas über 50% der Männer Harnabflußbeschwerden bekommen, weil der sogenannte Mittellappen auf die Harnröhre drückt.

Die vielfältigen Möglichkeiten einer operationslosen Behandlung sollen noch einmal kurz aufgezählt werden.

1. Handelt es sich um eine sogenannte Kongestions-Stauung, die sich dahingehend äußert, daß besonders das Wasserlassen am Morgen erschwert ist, kein Resturin besteht und eine gewisse Schließmuskelschwäche sich durch Nachträufeln äußert, so genügen häufig bei geblähtem und verstopftem Darm entsprechende Abführmittel, Blutegel an den Damm und Hohe Vitamin-E-Dosen.

2. Reicht das nicht aus, ist auf die Steinach'sche Operation — ein kleiner Eingriff — in örtlicher Betäubung, die leider in Vergessenheit geriet, hingewiesen worden.

3. Man kann diesen Eingriff mit einer Frischzellenkur kombinieren, falls eine Leberschwäche, zu dickes Blut oder andere Krankheiten vorliegen, womit gleichzeitig die Impotenz beseitigt wird.

Der Prostatakrebs, der besonders in den Vereinigten Staaten so viele Opfer fordert, ist eingehend besprochen worden. Nie darf man sich bei dieser Krankheit mit einer einspurigen Therapie begnügen. Viele natürliche, ungiftige und unschädliche Methoden zusammen verbreitern das Fundament der Behandlung und die Zahl der Erfolge.

Geriatrie

Die Geriatrie ist die Altersheilkunde. Überall in der Welt finden Kongresse statt, die sich mit dem Problem des Alterns und seiner Behandlung befassen. Daß die Ansichten hier sehr auseinandergehen, läßt sich denken. Im wesentlichen hat sich jedoch die heute durch Vitaminzusätze erweiterte Methode der rumänischen Ärztin Frau *Dr. Anna Aslan,* die mit einer Procainbehandlung erstaunliche Erfolge hatte, durchgesetzt. Die Methode des Russen *Filatow,* der aus verwesenden Blättern und Kräutern Medikamente mit regenerierender Wirkung herstellte, wird in Westeuropa nicht angewandt. Um so mehr aber die des russischen Arztes *Prof. Alexander Bogomoletz,* der vor bald 20 Jahren zusammen mit dem italienischen *Prof. Perotti* Kaninchen einen winzigen Anteil von Zellen aus der Milz und dem Knochenmark eben gestorbener Menschen einspritzte und von diesen Kaninchen ein Serum gewann, das zur Behandlung von einer Reihe von Krankheiten und speziell Altersleiden verwendet wird und überhaupt allgemein regenerierend auf die Blutbildung wirkt. Stalin hatte auf Bogomoletz seine Hoffnung auf ein 150jähriges Leben gesetzt. Bogomoletz aber starb vorzeitig im Alter von 62 Jahren eines natürlichen Todes, Stalin mit etwas über 70 Jahren.

Inzwischen ist die Zahl der neuen Präparate, die überall von den Firmen angepriesen und von den Kliniken überprüft werden, enorm angestiegen.

Trotzdem muß an dieser Stelle noch einmal auf *Steinach* hingewiesen werden. Es ist mir mit Hilfe meines Verlages gelungen, ein Heftchen von Steinach aus dem Jahre 1920 im Original zu bekommen, in dem von den Forschungsarbeiten der Jahre 1912 bis 1914 berichtet wird. Sie sind dermaßen sensationell, daß es unbegreiflich ist, warum sie so völlig in Vergessenheit geraten sind. Im wesentlichen führt Steinach seine Versuche an alten Ratten aus. Ratten sind — zum Glück — sehr kurzlebige Tiere. Sie werden selten älter als 30 Monate. Der Alterungsprozeß, der ja nicht zu messen ist, kann bei ihnen nur an äußeren Symptomen erkannt werden: die Haare gehen aus, die Bewegungen werden schlaffer, das Gedächtnis läßt nach, die Augen sind halb geschlossen und das Sehvermögen nimmt ab. Nun hat Steinach bei Ratten, die ein halbes Jahr lang (d. h. ein Fünftel ihrer ganzen Lebenszeit) völlig impotent waren und gar nicht auf das andere Geschlecht ansprachen, einen Eingriff vorgenommen, durch den die Samenaustrittsgänge aus den Hoden unterbunden wurden.

Durch diesen Eingriff erlebten die Ratten nach 3—4 Wochen einen beachtlichen Aufschwung ihres Geschlechtstriebes, aber gleichzeitig eine Zunahme des Gewichtes, des Haarwuchses, des Glanzes ihrer Augen, dazu eine Besserung ihres Gedächtnisses und die Fähigkeit, sich zu wehren, sich zu raufen. Alle diese Dinge, die sie früher einmal gehabt hatten, als sie noch jung waren, traten jetzt wieder ein. Sie traten auch beinahe in derselben Reihenfolge ein, in der sie früher aufgetreten waren. Jedenfalls lebten diese Ratten meist ein halbes oder ganzes Jahr länger als die andern, die keinem Eingriff unterzogen worden waren und waren sehr viel frischer.

Bei seinen vielen Versuchen, die mit vielen Gewichtsangaben sehr eingehend beschrieben sind, und die der Forscher Steinach zu Beginn jedenfalls mit außerordentlich kärglichen Mitteln betrieben hatte, ist die Darstellung ungeheuer überzeugend. Das

Absperren der Samenkanälchen an der Austrittsstelle des Hoden in die Nebenhoden bewirkt eine Verjüngung, die wir mikroskopisch feststellen können und bei der wir zu unserem Erstaunen sehen, daß jetzt eine Neubildung von Samenkanälchen im Hoden entsteht, sowie eine Neubildung der Samenzellen.

Wir haben bisher angenommen, daß das Bilden von Samenkanälchen im alternden und alten Hoden weit zurückgegangen ist und daß das, was dennoch produziert wird, so erschöpfend wirkt, daß es zum Greisentum beiträgt.

Sobald jedoch der Abfluß gestaut, d. h. abgebunden und gesperrt ist, hat die Drüse noch so viel Kraft, daß sie eine ganz erstaunliche Verjüngung des gealterten Tieres herbeiführt. — Ein weiterer Versuch Steinach's hatte ein äußerst interessantes, unerwartetes Ergebnis. Als einer alten Ratte, die ein halbes Jahr lang schon keinerlei Geschlechtstrieb mehr gezeigt hatte, nur *ein* Hoden unterbunden wurde, stellte sich der Geschlechtstrieb genauso ein, als wenn beide Hoden unterbrochen wären, und der Samen wurde wieder befruchtend. Dieses Rattenmännchen begattete ein Rattenweibchen, und es entstand ein Wurf völlig gesunder junger Tiere, die auch später kontrolliert wurden und sich völlig normal entwickelten. Jedenfalls waren bei diesem alternden Rattenmännchen die Samenzellen in der Geschlechtsdrüse verkümmert. Die Samengänge waren eingetrocknet und geschrumpft. Jetzt erfolgte die Unterbindung des einen Hodens; im anderen Hoden fingen neue Samenzellen an, neue Kanälchen zu bilden, es entstand wieder der sexuelle Trieb, der sich gegenüber einem brünstigen Weibchen besonders äußert. Aber dieses Männchen überrannte auch nicht-brünstige Weibchen.

Dieses letztgenannte Experiment nun gibt uns zu denken, denn es könnte uns die Möglichkeit verschaffen, unfruchtbaren

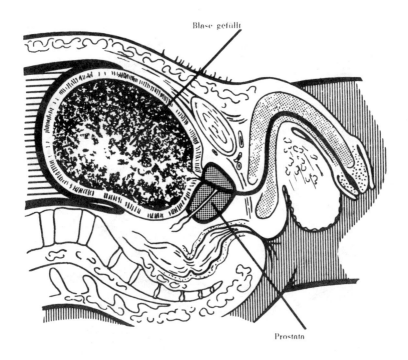

Blase gefüllt

Prostata

Lage des Bauchfells bei voller Blase

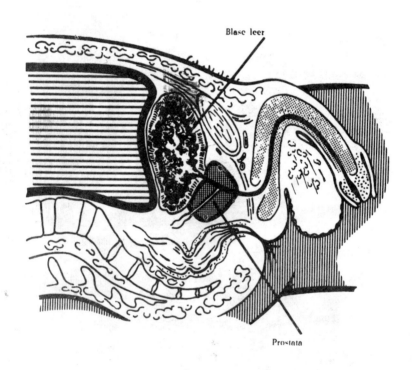

Lage des Bauchfells bei leerer Blase

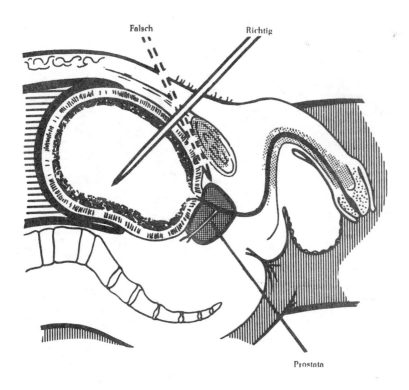

Punktion der Blase

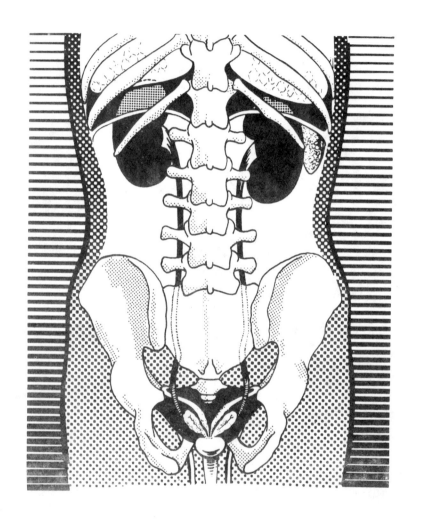

Lage der Nieren von hinten gesehen

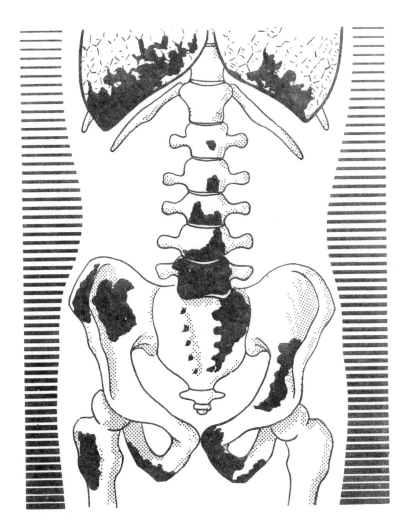

Auswirkung eines Prostatakarzinoms auf Knochengerüst und Lunge

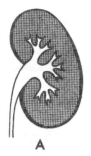 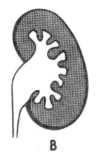 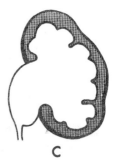

Die Entwicklung einer Hydronephrose
(A normal   B rückbildungsfähig   C zerstört)

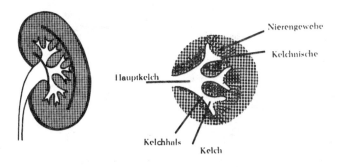

Pyelorenales Grenzgebiet – innere Markzone
mit Geweben und Kelchen

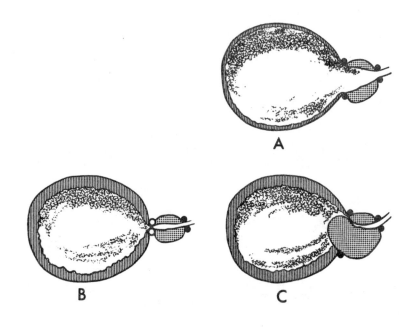

Blasenhalsveränderungen
(A neurologische Entleerungsstörung B Schließmuskelstarre
C Prostataadenom)

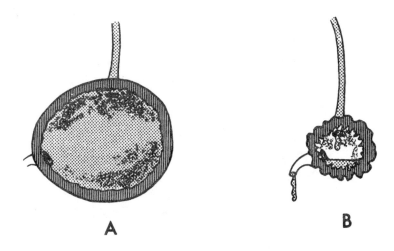

A

B

Darstellung einer A Überlaufblase und einer
B Blase bei Inkontinenz

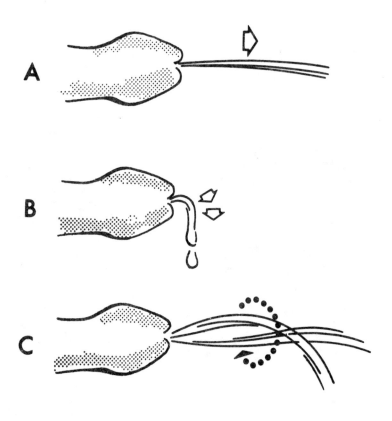

A

B

C

Harnstrahl A normal   B träufeln bei Entleerungsstörungen
C gedrehter und gespaltener Strahl bei Striktur.

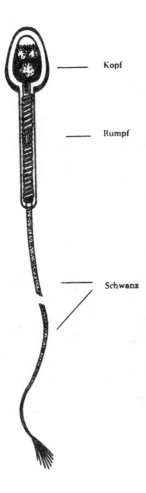

Kopf

Rumpf

Schwanz

Samenfaden

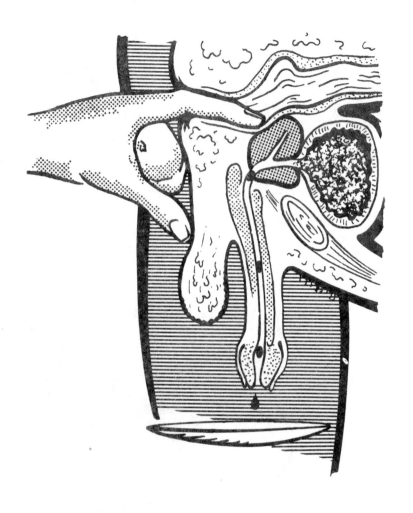

Gewinnung des Prostatasekrets durch Massage der Prostata.

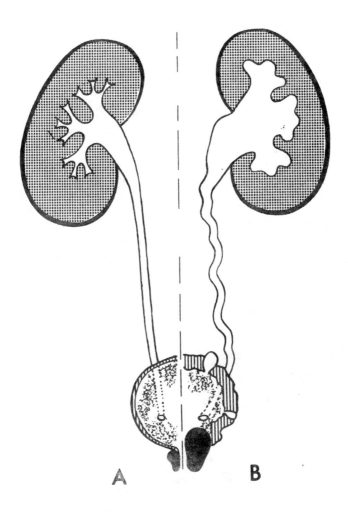

A Harnwege im Normalzustand
B Rückstauungsschäden bei Prostataadenom, Zystektasie mit
Divertikelbildung, Ureterektasie,
Pyelektasie und.beginnende Hydronephrose

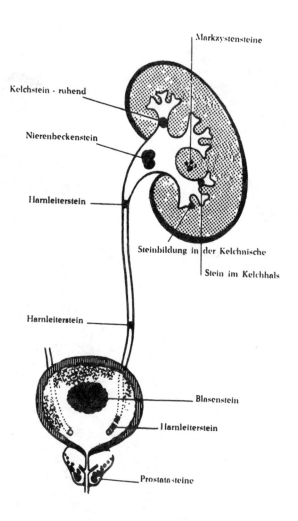

Markzystensteine

Kelchstein - ruhend

Nierenbeckenstein

Harnleiterstein

Steinbildung in der Kelchnische

Stein im Kelchhals

Harnleiterstein

Blasenstein

Harnleiterstein

Prostatasteine

Mögliche Steinerkrankungen

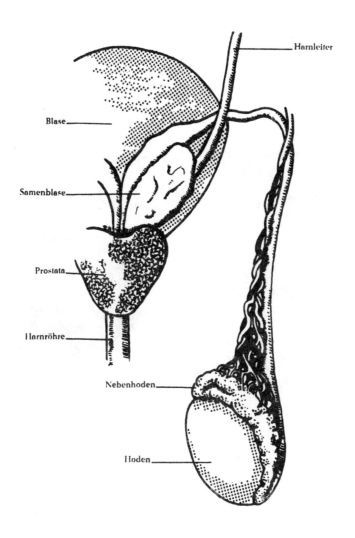

Harnleiter

Blase

Samenblase

Prostata

Harnröhre

Nebenhoden

Hoden

Rückansicht der Blase mit Prostata und Hoden

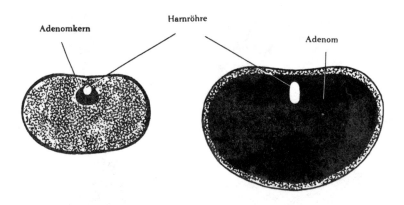

Entwicklung eines Adenoms in der Prostata

männlichen Samen zu regenerieren, d. h. mangelnde, tote oder fehlende Samenzellen in zeugungsfähigen Samen zu verwandeln und damit viele unglückliche Ehen vor der Kinderlosigkeit zu bewahren.

Nach neueren amerikanischen Darstellungen ist in 60% der Fälle von sterilen, also kinderlosen Ehen der Mann „schuld" — womit endlich die früher übliche Anschauung von der Alleinschuld der Frau widerlegt ist.

Selbstverständlich müßte zu diesem Zweck die Steinach'sche Operation mit einer entsprechenden Frischzelleninjektion kombiniert werden. — Die heutigen Methoden bestehen indessen darin, Vitamine zuzuführen und Hormone zu spritzen. Wenn man aber einer schwachen Drüse Hormone zuführt, braucht sie überhaupt nicht mehr zu arbeiten und wird bestimmt keine Samenzellen herstellen. Von einem Hormon hat noch keine Frau ein Kind bekommen, sondern von den Samenzellen, die das Resultat des Hormons sind, das in den Geschlechtsdrüsen produziert wird, und durch dessen erneute Tätigkeit erst wieder Samenzellen entstehen.

Bei der Unterbindung der Samenaustrittsstellen aus dem Hoden und Nebenhoden tritt eine weitgehende Verjüngung nicht nur im Sinne des Geschlechtstriebes, der sich anscheinend zuerst meldet, ein, sondern es verschwindet auch das Händezittern, das schlechte Gedächtnis, die Konzentrationsunfähigkeit und das sogenannte Siechtum. Dabei werden die Männer nicht länger als 1¹/₂ Jahre beobachtet.

Bei einer Frischzellenkur können wir bei der Behandlung eines Greises mit einem 3—5 Jahre andauernden Erfolg rechnen. Führen wir zusätzlich, wenn der Patient über 80 Jahre alt ist, noch die Steinach'sche Operation — eventuell nur an einem Hoden durch, was in örtlicher Betäubung geschieht, schmerzlos verläuft und in einigen Tagen vollkommen überstanden ist —, so können wir den Erfolg noch wesentlich steigern. Denn wir legen damit eigene Quellen der Verjüngung frei. Es ist geradezu erschütternd, in den Krankengeschichten zu lesen, wie alle diese Alterserscheinungen, der Blutandrang zum Kopf — die Folge davon ist das Händezittern —, der Parkinson oder die Gedächtnisschwäche — sie beruht auf schlecht durchblutetem Gehirn —, durch das Aktivieren der eigenen alten Drüse gebessert wird. Um wieviel reicher sind wir heute, wo wir noch die Zellen frischer Drüsen hinzuspritzen können, die aufbauend wirken.

Steinach hat noch ein sehr interessantes Experiment gemacht. Er hat in den Hoden einer alten Ratte einen Gewebeteil eines jungen Hodens von einer geschlechtsreifen, jungen Ratte eingepflanzt. Das Ergebnis war erstaunlich: nach *wenigen Tagen* setzte eine enorme Verjüngung ein, und nach vier Wochen war der ganze Effekt zu Ende. „Es wirkte nicht wie eine Regeneration, sondern wie eine Einspritzung", schreibt Steinach.

Hier handelte es sich um einen vorübergehenden Erfolg, da die Drüse übermäßig zu produzieren begann, die Ausgänge aber nicht unterbunden waren und so die Leistung bald nachließ, weil die Kraft verbraucht war — woraus sich wiederum die geradezu geniale Methode Steinachs demonstrieren läßt.

Steinach ist in Vergessenheit geraten, weil man wohl zu viel von ihm erhofft hatte und auch Fehlschläge, die nicht in seiner Methode, sondern vielmehr in deren zu später Anwendung ihren Grund hatten, auf sein Konto schrieb. Denn bei einem absolut toten Drüsengewebe ist es natürlich für einen Erfolg zu spät. Es ist auch bei diesem kleinen Eingriff notwendig, daß man den richtigen Termin erwischt, was sich im übrigen genauso auf die Frischzellenkur bezieht.

Im Folgenden sollen noch einige Probleme zur Steinach'schen Operation behandelt werden.

Eine ungemein häufige Frage der Kranken lautet: „Also, nach der kleinen Steinach'schen Operation bin ich impotent?" Impotent ist ein Mann nur nach Verlust seiner Geschlechtsdrüsen. Da bei der Steinach'schen Operation nur eine Unterbindung stattfindet und keine Entfernung der Drüsen, kommt es nicht zur Impotenz.

Ganz anders ist die Frage nach der Sterilisation zu beantworten. In der Bundesrepublik ist das freiwillige Sterilisieren, was besonders bei kinderreichen Vätern akut werden kann, verboten. Die Regierung verbietet die Einschränkung der Zeugungsfähigkeit, trägt aber nicht genügend Sorge für die kinderreichen Eltern. In Frankreich, welches Generationen lang ein Geburtendefizit hatte, ist vor ca. 15 Jahren eine Elternbeihilfe eingeführt worden. Dort heißt es: „Das erste Kind bringt einen Kühlschrank ins Haus, das zweite ein Auto, das dritte eine Villa." Wenngleich dieses eine erhebliche Übertreibung ist, ist es dort zu einem starken Geburtenüberschuß gekommen. Dort weiß der Steuerzahler, wofür er seine Gelder gibt. Doch dies nur nebenbei.

Bleiben wir bei der Sterilisation. In USA ist es seit langem Brauch, daß sich Männer sterilisieren lassen. Dieser Eingriff ist so klein, daß er ambulant durchgeführt werden kann. In Deutschland begann ein mutiger Arzt — Dr. med. Dorn — Hunderte von Frauen aus sozialer Indikation zu sterilisieren. In diesen Fällen wurden im Krankenhaus durch einen Einschnitt die Eileiter unterbunden und die Wunde vernäht. Es wurde also auch nichts entfernt! Diese Methode fand großen Zulauf, da bei den Frauen weder Periodenstörungen noch ein Verlust des Lebensgefühls auftraten. Aus rechtlichen Gründen verlor Dr. Dorn zwar seine Stellung, fand aber ein verständnisvolles Gericht und darf weiter operieren.

Der Unterschied zwischen der weiblichen Sterilisation und der männlichen ist außerordentlich breitschichtig.

Die in USA durchgeführte Sterilisation unterbindet den Samenstrang (siehe Zeichnung) bei jungen potenten Männern. Ich möchte hier aus den vorigen Kapiteln wiederholen: die Entleerung der Samenzellen aus dem Hoden durch die 10 bis 15 Samenkanälchen in den meterlangen geschlängelten Nebenhoden erfolgt ganz allmählich. Dieser Nebenhoden besitzt keinerlei Muskulatur und ist eine Sammelstelle der Samenzellen. Ist eine bestimmte Menge in jeder Seite gespeichert, etwa 5—15 ccm, so empfängt das Zwischenhirn ein Signal, welches den Drang zum Geschlechtsverkehr auslöst. Ehe es zum Verkehr kommt, sammelt sich eine Menge Blut im Unterleib des Mannes, es kommt zur Erektion und unter natürlichen Verhältnissen auch zum Verkehr. Als Höhepunkt des Verkehrs empfindet der Mann das Abstoßen des Samens. Wodurch findet dieses statt? Nur durch eine maximale Spannung des Hodenmuskels, der den Samen abstößt, d. h. herausquetscht. Damit hat der gesunde normale Mann das beglückende Gefühl der Erlösung, Befreiung und Nähe. — Nach der in USA üblichen Unterbindung des Samenstranges aber ist eine solche Reaktion unmöglich geworden. Denn der Hoden ist bis zum Bersten mit Samenzellen gefüllt, der Drang nach Geschlechtsverkehr kaum noch zu bändigen. Beim Verkehr rollt eine Welle von Spermatozoen gegen die Unterbindungsstelle, bedingt durch die Zusammenziehung des Hodensackes. Das Ergebnis: ein maßloser Schmerz, keine Erleichterung, keine Beglückung, vielmehr Angst vor dem nächsten Mal, Flucht aus dem Schlafzimmer der geliebten Frau mit allen unglückseligen Konsequenzen. Untätige Geschlechtsdrüsen verfallen bekanntlich einer Schrumpfung, was durch regen Alkoholgenuß noch gefördert wird. (Hier scheint die Pille doch entschieden das kleinere Übel zu sein!) Man kann also nur von diesem Eingriff abraten, was ganz besonders jenen Männern gesagt sein soll, die sich angeblich in der Schweiz (bei Bern) um einen solchen Eingriff bemühen.

Ganz anders verhält es sich mit der Sterilisation nach der Steinach'schen Methode. Dazu muß ich etwas ausholen.

Dr. med. Bouin, ein Elsässer, besaß einen männlichen Hund. Alle männlichen Hunde können Prostatavergrößerungen bekommen und ein großer Teil von ihnen Urinbeschwerden. Der alte Hund von Dr. Bouin weckte zu Beginn seinen Herrn nur einmal nachts. Allmählich aber wuchs die Prostata des Hundes, drückte immer mehr auf die Harnröhre, und immer öfter mußte der arme Doktor aufstehen. Endlich wurde es ihm zu viel, und er tat etwas einmalig Geniales: er unterband die Samenkanälchen an ihrer Austrittsstelle aus dem Hoden in örtlicher Betäubung, und nach 3–4 Tagen waren die Beschwerden des Hundes behoben, und sein Herr hatte Ruhe. Daß außerdem eine allgemeine Verjüngung des Tieres stattfand, muß der geniale, aber keineswegs ehrgeizige Dr. Bouin in einem Bericht auch erwähnt haben, welcher jedoch keinerlei Aufsehen erregte. Trotzdem zeigte diese Mitteilung Dr. Steinach in Wien an, daß hier eine große Möglichkeit lag, und er begann Ratten zu verjüngen, wie vordem beschrieben. Natürlich konnte Steinach die Prostata der Ratten weder beobachten noch kontrollieren, er konnte nur eine allgemeine Verjüngung herbeiführen.

Ich selbst habe zu Beginn ausschließlich Prostatakranke nach der Steinach'schen Methode behandelt und wage mich jetzt mit der gleichen Methode an andere Alterserscheinungen wie z. B.

hoher Blutdruck, Angina pectoris und andere Durchblutungsstörungen heran, fast immer mit durchschlagendem Erfolg. Im
Laufe der Jahre habe ich schon Hunderte von Kranken so operiert. Der Eingriff ist wesentlich kleiner als eine Mandelopera-
tion und dauert in örtlicher Betäubung ca. 20 Minuten.

Zur Allgemeinwirkung ist zu sagen, daß der Patient krank-
heitshalber so sterilisiert wird, daß keine Samenzellen den Hoden verlassen können. Er wird also auch — wie in USA —
sterilisiert. Aber — durch das Verbleiben der Samenzellen steigt
der männliche Hormonspiegel, dadurch verkleinert sich die Prostata, Herzschmerzen wie Angina pectoris u. v. a. verschwinden,
und die Potenz kehrt wieder, auch wenn sie schon 15 Jahre
ausgesetzt hatte. Da der Nebenhoden mit Schleimhaut ausge-
kleidet ist, produziert diese Schleim, ähnlich wie die Bindehaut
des Auges Tränen. Findet jetzt ein Geschlechtsverkehr statt, so
ergießt sich der Inhalt des Nebenhodens ohne Samenzellen, und
der Mann hat den vollkommenen Genuß des Verkehrs, ohne
Schmerz und Angst.

Der Silberstreifen

Fassen wir abschließend alles Angeführte zusammen, so kommen wir zu dem Resultat, daß die Prostata den Männern im Alter nicht weniger Beschwerden macht, als die Wechseljahre den Frauen.

Während Frauen durchschnittlich in den Jahren zwischen 45 und 55 am meisten leiden, entwickelt sich die Plage beim Mann zwischen 60 und 90 Jahren, also kann sie sehr viel später einsetzen.

Wir kennen zwei Ursachen für das Versagen des Harnabflusses: die gutartige und die bösartige Prostatawucherung. Das glatte Prostata-Adenom oder das höckerige Prostatafibrom haben mit den vielen gutartigen Geschwülsten etwas gemeinsames, sie sind gut abgrenzbar vom übrigen gesunden Gewebe, d. h. sie sind auf Druck und Pressen verschieblich. Wir kennen Fettgeschwülste unter der Haut und ebenso Fibrome in der Haut, beide sind gut abgrenzbar und daher leicht zu entfernen. Die Lipome (Fettgeschwülste) können enorme Dimensionen aufweisen, führen aber ein sehr harmloses Eigenleben. Das Merkwürdige an ihnen — am Rande bemerkt — ist nicht die Fähigkeit, Fett für schlechte Zeiten zu deponieren, sondern die Irreversibilität des Vorganges, d. h. das Fett wird gespeichert, kann aber selbst bei größtem Hunger nicht abgebaut werden. Diese Kranken können sozusagen „bei vollen Speisekammern" verhungern.

Doch zurück zur Prostata. Wir sehen, daß harmlose Geschwülste zur gesunden Umgebung gut abgegrenzt sind. Nur so ist es zu erklären, daß die Prostata-Operation durch die Blase nur nach dem Tastgefühl ausgeführt wird, d. h. der mit dem Gummihandschuh bedeckte Zeigefinger des Urologen bohrt sich zwischen Prostata und gesunden Blasenboden und drückt die Drüse, die fest und rund ist, wie eine Kastanie heraus, bis er sie in der Hand hält. Durch dieses stumpfe Vorgehen werden die Blutgefäße zerrissen und heilen viel besser, als wenn sie zerschnitten wären.

Die Technik ist in den letzten Jahrzehnten enorm verbessert worden, so daß der Prozentsatz der Todesfälle, der vor 30 Jahren noch 75% der Operationen betrug, heute, wie erwähnt, auf 5% gesunken ist.

Ganz und gar anders verhält es sich mit dem Prostata-Krebs, dieser tödlichen Erkrankung, die zu den verbreitetsten Todesursachen von Krebskranken gehört.

Verweilen wir einen Augenblick beim Namen „Krebs". Daß diese bösartige Geschwulst diesen merkwürdigen Namen trägt, beruht auf einer sehr frühen Erkenntnis der alten Ärzte, die beobachtet haben, daß diese Geschwulst sich nicht wie die gutartigen Gewächse vom umgebenden Gewebe abtrennen läßt, sondern im Gegenteil mit vielen Armen sich dort verankert. Da es damals, vor der Flußkrebspest, ungleich mehr dieser schmackhaften Tiere gab, so wurde dieser Vergleich gewählt, weil man sie fast täglich auf dem Tisch des Hauses sah.

Der Prostata-Krebs also verankert sich mit seinen Auswüchsen im Blasenboden und ist schwer wegzuoperieren, weil er eben nicht wie eine Kastanie ausgeschält werden kann. Aus diesem Grunde begnügen sich viele Ärzte mit der Bestrahlung, einer anschließenden Entfernung der Hoden — Kastration — und Überschwemmung des Organismus mit massenhaft weiblichen Hormonen, bis der Bartwuchs aufhört und sich weiblich jugendliche Brüste entwickeln. Auf diese Weise überleben besonders ältere Männer den Prostata-Krebs oft jahrelang. Jüngere sterben trotz dieser widernatürlichen Behandlung an den Metastasen der Wirbelsäule oder Lungen innerhalb von 2 Jahren.

Wie oben beschrieben, ist die Diagnose dieses Krebses eine der schwersten unter allen anderen, weil er so schleichend beginnt und trotz aller Untersuchungen im Frühstadium sehr schwer zu ertasten ist.

Abbildungsverzeichnis

INHALT

Neue Werke
von Dr. med. Th. Feldweg

Der Herzinfarkt

Seine Verhütung und Heilung
Mit zahlreichen Bildern

Manche fragen sich wohl, ob die Angina pectoris überhaupt eine Krankheit ist. Zwischen den Anfällen ist der Zustand des Kranken nicht besorgniserregend, und auch die Herzgeräusche und das Elektrokardiogramm unterscheiden sich in nichts vom Gesunden.
Wir kennen auch verschiedene Umstände, die den Anfall sehr oft wieder auslösen, so daß wir hier durch verschiedene Eingriffe und Umstellungen das Krankheitsbild günstig beeinflussen können.

Kart., DM 19,80

Bruchheilung ohne Operation

Neue erweiterte Ausgabe

Seit altersher bemühten sich die Ärzte, Nabel-, Leisten- und andere Brüche operationslos zu heilen, allerdings mit wenig Erfolg. – Nun ist es gelungen, ein Präparat herzustellen, das durch seine ungewöhnliche Klebefähigkeit die Bruchränder zusammenheilen läßt. Die Anwendung dieses Mittels erzeugt weder Schmerzen noch Fieber, auch verlangt es keine Bettruhe, und es ist gewebsverwandt. Dadurch ist eine operationslose Bruchheilung in den meisten Fällen gesichert.

Kart., DM 17,80

Die Zuckerkrankheit

und ihre biologische Behandlung

Der großen Entdeckung des Insulins verdanken unzählige Zuckerkranke ihr Leben, obwohl sie dadurch nicht geheilt werden. Selbstverständlich ist zusätzlich eine strenge Diät einzuhalten.
Hier ist hingegen ein praktischer Weg gewiesen, um der Zuckerkrankheit Herr zu werden, so daß diese praktischen Anleitungen für jeden Zuckerkranken unentbehrlich sind, der wirklich geheilt werden will.

Kart., DM 17,80

Das Asthma

Seine Entstehung, Verhütung und Heilung

Mit zahlreichen Abbildungen und Tafeln

Die Heilung des Asthmas ist in dem Augenblick möglich, in dem man seine Ursache erkannt hat. Es gibt sehr viele Ursachen, die weitgehend mit der Konstitution des Patienten zusammenhängen. Dementsprechend gibt es auch sehr viele Heilmöglichkeiten.

An Hand sorgfältiger Darstellungen lernt der Patient in diesem Buche sich selbst in seinem Zustand kennen und verstehen; er erhält hierdurch wichtige Aufschlüsse und Einblicke in die Möglichkeiten, die zu seiner echten Heilung führen.

Kart., DM 17,80

Arthrose heilbar

III. umgearbeitete u. erweiterte Auflage mit zahlreichen Bildern und Tafeln

Dieses Buch ist eine Kampfansage: dem Pessimismus und der Verzweiflung – denn es besteht kein Grund zu irgendwelcher Hoffnungslosigkeit. Nicht die Einengung des Blickes nur auf das kranke Gelenk, sondern die Beurteilung des ganzen kranken Menschen mit seinen Eigenheiten steht hier im Vordergrund der Behandlung.

Dieses Werk weist anschaulich auf all die vielfach vergessenen Heilmittel hin, die der Kranke sofort an sich anwenden kann. Stets steht die Eigenart des Kranken im Vordergrund, denn es gibt nicht „die Krankheit", sondern es gibt nur kranke Menschen, und jeder unterscheidet sich vom anderen – dementsprechend auch seine Behandlung. Wesentlich bleibt allein der Erfolg und damit die Heilung.

Kart., DM 17,80

Neue Wege der Heilung

In diesem Werk kommt ein Arzt zu Worte, der sich nicht mit Diagnosen wie „altersbedingt" oder „Abnützungserscheinung" zufriedengibt, sondern neben alten auch völlig neue Wege der Heilung beschreitet und sich so lange mit seinen Patienten beschäftigt, bis er sie von ihrer Krankheit befreit hat.

Hier werden durch Erforschung des Krankheitsbeginns und die Anwendung oft völlig vergessener sowie auch zeitgemäßer Mittel auf weiten Gebieten Erfolge erzielt, auf denen es kaum noch Hoffnung gab. Von der Kinderlähmung und der Migräne über die Herz-, Magen- und Leberleiden bis hin zu Schwermut und Depressionen, um nur einige zu nennen, wird allen Beschwerden nachgegangen, und dann werden Mittel und Wege zu ihrer wirklichen Heilung aufgezeigt.

Leinen, DM 28,80

Heinrich Schwab · Verlag · 786 Schopfheim